主火神医

刘河间

国医传世名方

刘从明　主编

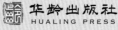

U0194294

华龄出版社
HUALING PRESS

责任编辑：郑建军
责任印制：李未圻

图书在版编目（CIP）数据

主火神医刘河间 / 刘从明主编 . -- 北京 ： 华龄出
版社，2020.1
ISBN 978-7-5169-1515-8

Ⅰ．①主… Ⅱ．①刘… Ⅲ．①方书－汇编－中国－金
代 Ⅳ．① R289.346.4

中国版本图书馆 CIP 数据核字（2020）第 000258 号

书　　名：主火神医刘河间
作　　者：刘从明

出 版 人：胡福君
出版发行：华龄出版社
地　　址：北京市东城区安定门外大街甲 57 号　　邮　　编：100011
电　　话：010-58122246　　　　　　　　　　传　　真：010-84049572
网　　址：http://www.hualingpress.com

印　　刷：北京彩虹伟业印刷有限公司
版　　次：2020 年 5 月第 1 版　　　2020 年 5 月第 1 次印刷
开　　本：710×1000　　1/16　　　　　　印　　张：13
字　　数：200 千字
定　　价：68.00 元

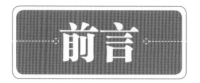

刘完素，字守真，自号通元处士，约生活于 1110～1209 年。是金时的河间人，因此后人又称他为"刘河间"。他是当时名声显赫的医家，是中医历史上著名的"金元四大家"之一的"寒凉派"的创始人。在理法上，他十分强调"火热"之邪治病的重大危害，因此，后世称其学说为"火热论"；治疗上，他主张用清凉解毒的方剂，故后世也称他作"寒凉派"。 刘完素生活在宋末金初，当时，中国的医学发展经过了盛唐时的辉煌成就和宋代的普及之后，形成了很多的学术派别。各派学术思想百花齐放，是医学史上的诸"医"百家的时期。所谓"金元四大家"，就是当时最为成熟，也是最具代表性的四大医学学派。

刘完素生活的河间地区，正是金人进攻中原时的主要战场之一。当时天灾横行，疫病蔓延，疾病横生，而因为沿袭宋时的用药习惯，人们仍然使用《太平惠民和剂局方》中的药物治病。当时的医生，也都习惯性地使用书中的药物，很少能自己进行辨证处方，但是那些药物对于当时的疾病治疗效果却非常不好。刘完素医术高超，他仔细研究《黄帝内经》中关于热病的论述，提出了使用寒凉的药物来治疗当时横行肆虐的传染性热病的主张，结果疗效非常惊人。使用这种方法，他治好了许多人的病。这也就是人们称他做"寒凉派"的原因。

他认为处方用药，要因人而异，应视病人的身体状况、所处的环境和疾病的实际情况来选择用药，不可一成不变。他也极不满意当时朝廷要求使用"局方"，又不可随意加减的规定，坚持辨证施治，酌情发挥。他家门前车水马龙，挤满了远道而来的发热患者，甚至一些昏迷的病人是被抬来的。让他扎上几针，服了几副他开的药以后，竟然奇迹般地恢复了。有时他还送医送药给贫困的病人。一次，他在路上见到一家人正在发丧，得知是产妇难产致死，可他见到棺中有鲜血淌出，便令人放下棺材，马上开棺诊治。他在产妇的涌泉穴等穴位扎了几针，妇人竟然苏醒了，再针她合谷、至阴等穴，胎儿竟然顺利地产下。家属忙跪地叩首，视之若神仙下凡。刘完素名声很大，传到了金朝廷中，金章宗为了笼络人心，请他到朝中为官，几次都被拒绝了。朝廷无奈，便赐给了他一个"高尚先生"的名号。

刘完素主要以《黄帝内经》为学术基础，他精研医理，把《内经》中的关于火热病致病原因的内容选摘出来，加以阐释，这就是著名的《病机十九条》。他还提出了"六气皆从火化"的观点，认为"风、寒、暑、湿、燥、火"六气都可以化生火热病邪，治病，尤其是治疗热性病的时候必须先明此理，才能处方用药。他所创方剂凉膈散、防风通圣散、天水散、双解散等，都是效验颇佳的著名方剂，至今仍被广泛应用着。对于《内经》中的"五运六气"，他也有着精辟的研究和独到的见解，并十分善于运用五运六气的方法来看病。他认为没有一成不变的气运，也就没有一成不变的疾病，因此，医生在处方用药的时候必须灵活机变，具体分析。刘完素在治疗热性病方面的完整理论和对"五运六气"的独到见解，对后世中医学的发展有着深刻影响，甚至对于温病学派的形成也有着至关重要的铺垫作用。

后人为了纪念刘完素对人民做出的突出贡献，在他死后的几百年中，不断地为他修建庙宇，镌刻石碑，歌功颂德。直到今天，河间市内刘家村中还有他的墓，"刘爷庙"曾被日本侵略者摧毁，新中国成立后又重新整修，足见他的影响是十分深远的。

刘氏一生著述较多，主要有《黄帝素问宣明论方》15卷，《素问玄机原病式》，《内经运气要旨论》（即《素问要旨论》），《伤寒直格》3卷，《伤寒标本心法类萃》（2卷），《素问病机气宜保命集》，《三消论》，《素问药注》（已佚），《医方精要》（已佚），其他托名刘完素的著作还有《习医要用直格并药方》《河间刘先生十八剂》《保童秘要》《治病心印》《刘河间医案》等。后人多把刘完素的主要著作统编成"河间六书""河间十书"等，其中或加入金元其他医家的著作。

本书选编了《黄帝素问宣明论方》《素问病机气宜保命集》等中的经典名方，尽力做到每首方剂从方源、组成、用法用量、功用、主治、方义方解、历代医家方论等方面论述。书中收罗广博，详解略说，层次分明，图文并茂，深入浅出，使读者更好地熟悉、掌握刘氏的组方原理及临床运用规律，以供大家学习和参考。

另外需要说明的是，本书中出现的犀角、穿山甲、羚羊角、龙骨等现已不再使用或使用其他替代产品。

本书适合中医爱好者及中医临床医生阅读参考。

编　者

目录

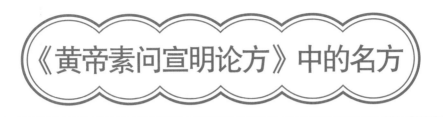

《黄帝素问宣明论方》中的名方

地黄饮子

【方歌】　地黄饮子山茱斛，麦味菖蒲远志茯，

茨蓉桂附巴戟天，少入薄荷姜枣服。

【方源】　《黄帝素问宣明论方》卷一："治喑痱，肾虚弱厥逆，语声不出，足废不用。"

【组成】　熟地黄（焙）12克，巴戟天（去心）、山茱萸（炒）、石斛（去根）、肉苁蓉（酒浸，切焙）、附子（炮裂，去皮脐）、五味子（炒）、肉桂（去粗皮）、白茯苓（去黑皮）、麦冬（去心，焙）、菖蒲、远志（去心）各15克。

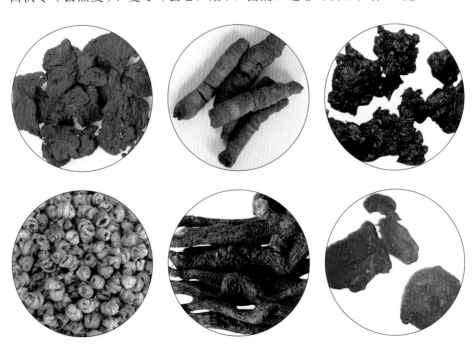

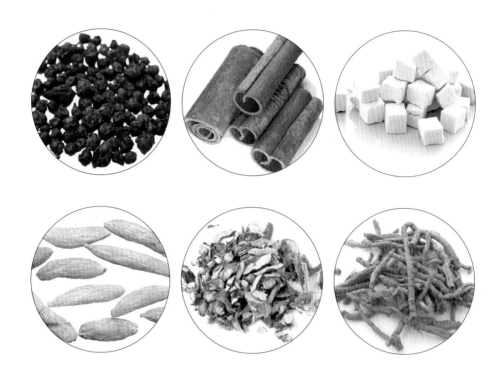

【用法】　上为粗末，每服9～15克，水一盏，入薄荷少许，加生姜3片，大枣2枚，擘破，同煎七分，去滓，食前温服（现代用法：加姜枣水煎服）。

【功用】　滋肾阴，补肾阳，开窍化痰。

【主治】　下元虚衰，痰浊上泛之喑痱证。舌强不能言，足废不能用，口干不欲饮，足冷面赤，脉沉细弱。

【方义方解】　方用熟地黄、山茱萸滋补肾阴，肉苁蓉、巴戟天温壮肾阳，四味共为君药。配伍附子、肉桂之辛热，以助温养下元，摄纳浮阳，引火归原；石斛、麦冬、五味子滋养肺肾，金水相生，壮水以济火，均为臣药。石菖蒲与远志、茯苓合用，是开窍化痰，交通心肾的常用组合，是为佐药。姜、枣和中调药，功兼佐使。综观全方，标本兼治，阴阳并补，滋阴药与温阳药的药味及用量相当，补阴与补阳并重，上下同治，而以治本治下为主。诸药合用，使下元得以补养，浮阳得以摄纳，水火既济，痰化窍开则喑痱可愈。

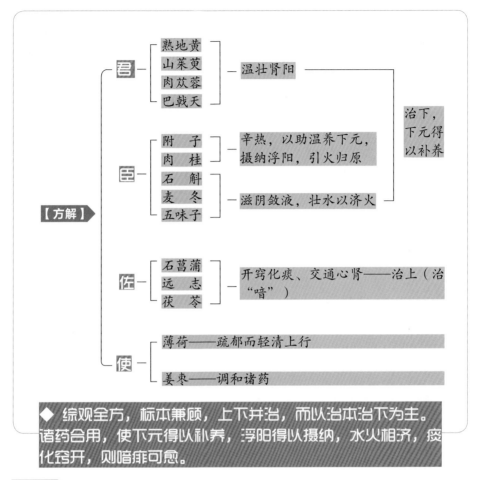

【方解】

君 — 熟地黄 / 山茱萸 / 肉苁蓉 / 巴戟天 — 温壮肾阳

臣 — 附 子 / 肉 桂 — 辛热，以助温养下元，摄纳浮阳，引火归原

石 斛 / 麦 冬 / 五味子 — 滋阴敛液，壮水以济火

治下，下元得以补养

佐 — 石菖蒲 / 远 志 / 茯 苓 — 开窍化痰、交通心肾——治上（治"喑"）

使 — 薄荷——疏郁而轻清上行

姜枣——调和诸药

◆ 综观全方，标本兼顾，上下并治，而以治本治下为主。诸药合用，使下元得以补养，浮阳得以摄纳，水火相济，痰化窍开，则喑痱可愈。

【运用】

1. 辨证要点 本方为治疗肾虚喑痱的常用方。临床应用以舌喑不语，足废不用，足冷面赤，脉沉细弱为辨证要点。

2. 加减变化 若属痱而无喑者，减去石菖蒲、远志等宣通开窍之品；喑痱以阴虚为主，痰火偏盛者，去附、桂，酌加川贝母、竹沥、胆南星、天竺黄等以清化痰热；兼有气虚者，酌加黄芪、人参以益气。

3. 现代运用 本方常用于晚期高血压病、脑动脉硬化、中风后遗症、脊髓炎等慢性疾病过程中出现的阴阳两虚者。

4. 使用注意　本方偏于温补，故对气火上升，肝阳偏亢而阳热之象明显者，不宜应用。

【方论精粹】

1. 李中梓《删补颐生微论》："肾之脉出然谷，循内踝上腨及股，故虚则足疼不能行。其直者挟舌本，故虚则舌蹇不能言。地黄、巴戟、茱萸、苁蓉，精不足者，补之以味也。附子、肉桂，阳不足者，温之以气也。远志、菖蒲，使心气下交也。麦冬、五味，壮水之上源也。茯苓、石斛，走水谷之府，化荣卫而润宗筋者也。不及肝者，肾肝同治也。诸脏各得其职，则筋骨强而机关利，蹇涩痿废，失复何虞。"

2. 汪昂《医方集解》："此手足少阴、太阴、足厥阴药也。熟地以滋根本之阴，巴戟、苁蓉、肉桂、附子以返真元之火，石斛安脾而秘气，山茱温肝而固精，菖蒲、远志、茯苓补心而通肾脏，麦冬、五味保肺以滋水源。使水火相交，精气渐旺，而风火自熄矣。"

3. 张秉成《成方便读》："夫中风一证，有真中，有类中。真中者，真为风邪所中也。类中者，不离阴虚、阳虚两条。如肾中真阳虚者，多痰多湿；真阴虚者，多火多热。阳虚者，多暴脱之证；阴虚者，多火盛之证。其神昏不语，击仆偏枯等证，与真中风似是而实非，学者不得不详审而施治也。此方所云少阴气厥不至，气者，阳也，其为肾脏阳虚无疑矣。故方中熟地、巴戟、山茱、苁蓉之类，大补肾脏之不足，而以桂、附之辛热，协四味以温养真阳；但真阳下虚，必有浮阳上僭，故以石斛、麦冬清之；火载痰升，故以茯苓渗之；然痰火上浮，必多堵塞窍道，菖蒲、远志能交通上下而宣窍辟邪；五味以收其耗散之气，使正有所归；薄荷以搜其不尽之邪，使风无留着；用姜、枣者，和其营卫，匡正除邪耳。"

桂苓甘露饮

【方歌】

> 桂苓甘露猪苓膏，术泽寒水滑石草，
> 祛暑清热又利湿，发热烦渴吐泻消。

【方源】 《黄帝素问宣明论方》卷六："（一名桂苓白术散。一方甘草一两半。）治伤寒、中暑、胃风、饮食，中外一切所伤传受，湿热内甚，头痛口干，吐泻烦渴，小便赤涩，大便急痛，湿热霍乱吐下，腹满痛闷，及小儿吐泻惊风。"

【组成】 茯苓、猪苓、泽泻各 15 克，甘草 6 克，白术（炙）12 克，肉桂（去皮）3 克，石膏、寒水石、滑石各 30 克。

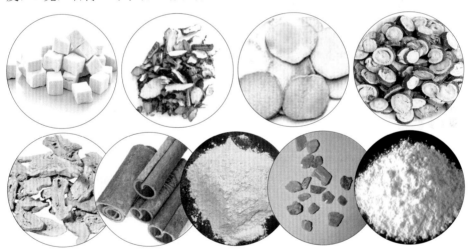

【用法】 为末，每服 9 克，温汤调，新汲水亦得，生姜汤尤良。小儿每服 3 克，用如上法。

【功用】 清暑解热，化气利湿。

【主治】 暑湿证。发热头痛，烦渴引饮，小便不利，及霍乱吐下。

【方义方解】 方中滑石甘寒滑利，其清解暑热与利水渗湿两擅其功，故为君药。寒水石辛咸气寒，其大寒微咸之性，能清热降火；石膏辛甘气寒，解实热，祛暑气，散邪热，止渴除烦之要药，二药伍滑石，加强清热解暑之功，共为臣药。猪苓、茯苓、泽泻皆甘淡之品，以利水渗湿；白术健脾益气，燥湿利水；更用肉桂助下焦气化，使湿从小便而去，且可制约君、臣药之寒凉重坠，使其寒而不遏，以上五味共为佐药。甘草合苓、术以健脾，使清利而不伤正，调和诸药，作为使药。诸药合用，共奏清暑解热，化气利湿之功，使升降之机得以恢复，则暑去湿消，诸症自愈。

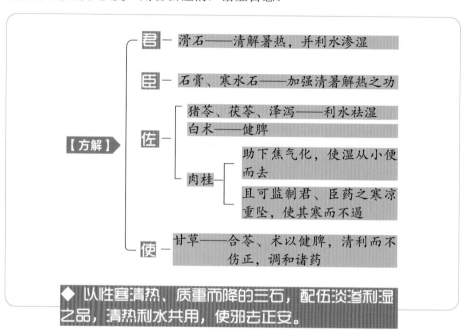

【方解】

君 — 滑石——清解暑热，并利水渗湿

臣 — 石膏、寒水石——加强清暑解热之功

佐 — 猪苓、茯苓、泽泻——利水祛湿
白术——健脾
肉桂 — 助下焦气化，使湿从小便而去
且可监制君、臣药之寒凉重坠，使其寒而不遏

使 — 甘草——合苓、术以健脾，清利而不伤正，调和诸药

◆ 以性寒清热、质重而降的三石，配伍淡渗利湿之品，清热利水共用，使邪去正安。

【运用】

1. **辨证要点** 本方清暑利湿之功较强，多用于既受暑热所伤，又有水湿内停，证情较重者。临床以发热，烦渴引饮，上吐下泻，小便不利为证治要点。

2. **加减变化** 若暑热亢盛，舌苔干燥者，肉桂当去；若湿盛者，加厚朴、扁豆等苦温燥湿；若暑热伤气者，酌加人参，重用白术以补气。

3. **现代运用** 本方常用于治疗夏季急性胃肠炎、霍乱、中暑等属暑湿为患者。

4. **注意事项** 本方对暑热挟湿，暑湿俱盛，或热重湿轻，病情较重者尤宜；若湿重而暑热较轻，暑为湿遏者，则本方又当慎用。

【方论精粹】

1. 张秉成《成方便读》："夫暑湿一证，有伤于表者，有伤于里者。在表者邪留经络，当因其轻而扬之；在里者邪留脏腑，非用重剂清热利湿，终归无济。石膏、寒水石大寒质重，直清肺胃之热；滑石寒能清热，滑能利窍，外开肌表，内达州都；猪苓、茯苓、泽泻导湿于下，从小便而出；然湿为阴邪，无阳不能化，虽利湿而湿亦不能尽除，故用肉桂之辛热，以散阴邪；加白术扶土和中，安内攘外。此方用三石以清上焦，五苓以利下焦，甘草以和上下，亦治暑之大法耳。"

2. 喻嘉言《医门法律》："河间之桂苓甘露饮，用五苓三石，意在生津而益胃之虚；子和之桂苓甘露饮，用人参、葛根、甘草、藿香、木香，益虚之中，又兼去浊。"

3. 何廉臣《重订广温热论》："此三焦分消，注重中下之法。方用三石，质重开下，以清无形之暑气为君；佐以五苓，温行寒性，以利有形之湿滞。是为暑湿互结，不挟食滞之良方。若挟食滞者，去石膏、寒水石，加青子芩一钱五分、小川连八分，苦以清暑，燥以胜湿；生莱菔汁二瓢，冲，开其痰食之停留。惟张风逵《伤暑全书》无石膏、桂枝，有肉桂、甘草。殆经张氏之加减欤，亦可参用。"

猪苓

药材档案

别名：猪茯苓、地乌桃、野猪食、猪屎苓。

药材特征：本品呈条形、类圆形或扁块状，有的有分枝，长5～25厘米，直径2～6厘米。表面黑色、灰黑色或棕黑色，皱缩或有瘤状突起。体轻，质硬，断面类白色或黄白色，略呈颗粒状。气微，味淡。

性味归经：甘、淡，平。归肾、膀胱经。

功效主治：利水渗湿。用于小便不利，水肿，泄泻，淋浊，带下。

大橘皮汤

【方歌】

> 利湿泄热橘皮汤，茯苓猪苓广木香，
> 白术桂枝加泽泻，滑石甘草共槟榔。

【方源】 《黄帝素问宣明论方》卷八："治湿热内甚，心腹胀满，水肿，小便不利，大便滑泄。"

【组成】 广陈皮、桂枝各6克，猪苓、茯苓、广木香、白术、滑石、槟榔各9克，泽泻12克，甘草3克。

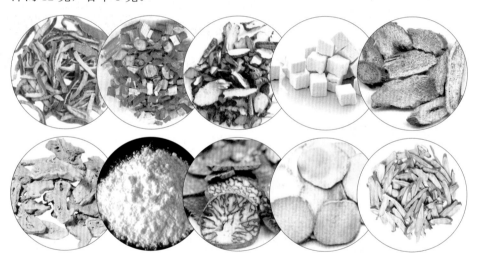

【用法】 水煎服。每日1剂，日服2次。

【功用】 健脾利湿，行气导滞。

【主治】 脘腹胀满、小便不利、大便稀而不畅、下肢浮肿、苔白腻、脉浮缓。

【运用】 可用于慢性肝炎、慢性肾炎、早期肝硬化的消化不良、腹胀、二便不利、轻度浮肿等。

【方义方解】 方中用五苓散（茯苓、猪苓、泽泻、白术、桂枝）健脾渗湿，化气利水；六一散（滑石、甘草）泻热利水；槟榔下气，陈皮、木香理气，气行而后水行，小便自然通利，泄泻可止。诸药配合，宣发中焦阳气，利湿化浊。凡是气滞湿停，痞满肿胀等症，均可服用，能收到湿去肿消之效。

大橘皮汤

【方论精粹】

　　汪昂《汤头歌诀》："用五苓散，赤茯苓一钱，猪苓、泽泻、白术、桂各五分；用六一散，滑石六钱，甘草一钱，加陈皮钱半，木香、槟榔各三分，每服五钱，加姜煎。小水并入大肠，致小肠不利而大便泄泻。二散皆行水泄热之药，加槟榔峻下，陈皮、木香理气，以利小便而实大便也。水肿亦湿热为病，故皆治之。"

桂 枝

药 材 档 案

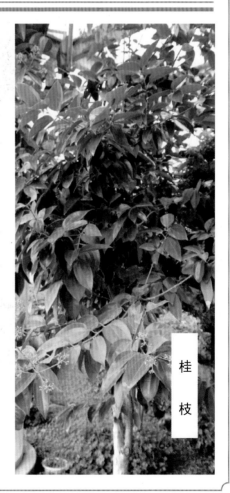

桂枝

　　别名：柳桂、桂枝尖、嫩桂枝。

　　药材特征：本品呈长圆柱形，多分枝，长30～75厘米，粗端直径0.3～1厘米。表面红棕色至棕色，有纵棱线、细皱纹及小疙瘩状的叶痕、枝痕和芽痕，皮孔点状。质硬而脆，易折断。切片厚2～4毫米，断面皮部红棕色，木部黄白色至浅黄棕色，髓部略呈方形。有特异香气，味甜、微辛，皮部味较浓。

　　性味归经：辛、甘，温。归心、肺、膀胱经。

　　功效主治：发汗解肌，温通经脉，助阳化气，平冲降气。用于风寒感冒，脘腹冷痛，血寒经闭，关节痹痛，痰饮，水肿，心悸，奔豚。

防风汤

【方歌】

> 防风汤用甘草归，杏仁桂枝与赤苓，
> 秦艽葛根麻黄配，风湿痹痛此方施。

【方源】 《黄帝素问宣明论方》卷二："防风汤主之：治行痹，行走无定，痹麻不快。"

【组成】 防风、甘草、当归、赤茯苓、杏仁、桂枝各 30 克，黄芩、秦艽、葛根各 9 克，麻黄 15 克。

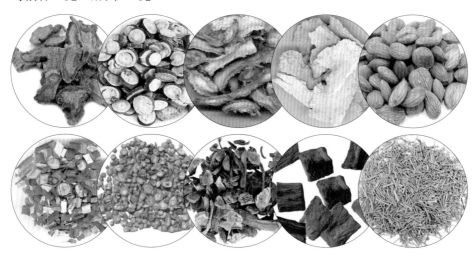

【用法】 上药研末。每用 15 克，加大枣 3 枚，生姜 5 片，水煎服。也可改用饮片作汤剂水煎服，各药用量适量。

【功用】 祛风通络，散寒除湿。

【主治】 行痹，症见肢体关节疼痛、游走不定、关节伸屈不利或见恶寒发热、苔薄白或腻、脉浮。

【方义方解】 方中防风、秦艽祛风除痹；麻黄、葛根发散风寒；赤茯苓、甘草、杏仁利湿化痰；桂枝温阳行痹；当归活血利痹，有助于祛风除湿；更佐以黄芩清热使无伤阴之弊；姜枣和中。合而用之，共奏祛风通络，散寒除湿之功。

君	防风	祛风散寒，胜湿止痛	
臣	麻黄		
	桂枝	温经散寒，温阳行痹	
	赤茯苓		
佐	黄芩	清热除湿，通络止痛	诸药合用，共奏祛风通络，散寒除湿之功
	秦艽		
	杏仁	调肺发表	
	葛根	轻扬升散，生津舒筋	
	当归	活血利痹，有助于祛风除湿	
	姜	调和营卫	
	枣		
使	甘草	调和诸药	

【运用】

1. **辨证要点**　主要用于治疗风湿痹痛。临床应用以关节痹痛、游走无定，或有恶寒发热，为其辨证要点。

2. **加减变化**　若见周身治疗走性疼痛，加威灵仙、防己、络石藤、桑枝；发于上肢，加羌活、姜黄；发于下肢，加独活、牛膝；恶寒发热、身有汗出者，去麻黄，加芍药。

3. **现代运用**　可用于类风湿性关节炎、风湿性关节炎、肩关节周围炎等病症。

麦冬饮子

【方歌】　麦门冬饮治膈消，知母人参花粉调，
茯神生地五味草，葛根竹叶共煎烧。

【方源】　《黄帝素问宣明论方》卷一："治膈消，胸满烦心，津液燥少，短气，久为消渴。"

【组成】　麦冬（去心）60克，瓜蒌实、知母、炙甘草、五味子、生地黄、人参、葛根、茯神各30克。

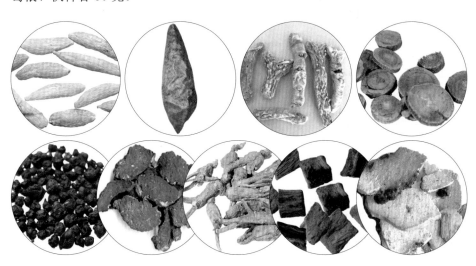

【用法】　上药研末。每服15克，用水300毫升，竹叶数片，同煎至150毫升，去滓，食后温服。

【功用】　益气生津。

【主治】　膈消。

【方义方解】　本方证乃因上消日久，热势渐去，气津两伤，虚热内扰所致，故治宜益气生津，清退虚热。方中麦冬、瓜蒌实、葛根清热养阴，生津止渴，降低血糖，葛根且能健脾升阳，助脾升清；知母、生地黄清热退火，滋阴润燥，生津止渴；人参、五味子、茯神诸药益气生津，健脾止渴；甘草益气和中调药。

诸药合用，使虚热得清，气旺津复，则口渴多饮、短气、脉虚浮数诸症可愈。本方选药精当，组方严谨，方中绝大多数药物如麦冬、瓜蒌实、知母、地黄、人参、葛根、五味子等经现代研究证实皆有较好的降低血糖作用，是治疗上消热伤气阴、津气两亏的有效方。

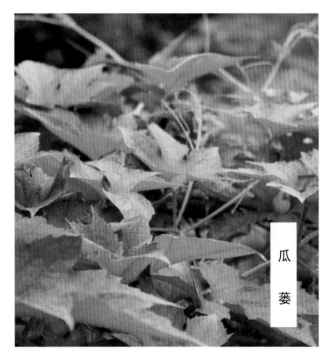

瓜蒌

【运用】

1. **辨证要点**　临床以烦渴多饮，口干舌燥，尿频尿多为辨证要点。
2. **加减变化**　小便频数者加山茱萸；热邪甚、口渴者，加石膏。

【方论精粹】

徐大椿《医略六书》："虚阳内郁，灼烁肺金，不能生肾水以上朝，故消渴不止矣。人参扶元补肺虚，生地壮水滋真阴，花粉清热润燥，知母滋肾退热，五味收肺气之虚耗，茯神安心神之虚烦，干葛升清阳以解郁，竹叶疗膈热以凉心，炙草缓中和胃也。水煎温服，使金水相生，则津液上奉，而肺气自雄，水精四布，何患上消之不瘳哉。此保肺生津之剂，为虚阳内郁上消之专方。"

双解散

【方源】 《黄帝素问宣明论方》卷六："治风寒暑湿,饥饱劳役,内外诸邪所伤,无问自汗、汗后、杂病,但觉不快,便可通解得愈。小儿生疮疹,使利出快,亦能气通宣而愈。"

【组成】 防风通圣散、益元散各210克。

【用法】 每服9克,加葱白5寸、盐豆豉50粒、生姜3片,水煎服。

【功用】 祛风解表清暑,泻热通便利湿。

【主治】 外感风邪,头痛身疼、恶寒发热、咽痛咳嗽、咯痰气急;暑湿,胸闷纳呆、尿少、口苦口干;大饥大饱、劳役所伤,大便秘结、脘腹胀闷、头目昏眩、目赤睛痛、身热心烦、汗多口渴、尿赤不畅、呕恶不舒,疮疡肿毒,肠风痔漏;丹斑瘾疹等。

【方义方解】 方用祛风清热、表里同治的防风通圣散,合以清热解暑、利尿除湿的益元散,再助以发汗解表和中的生姜、葱白、豆豉等,表里双解,风暑湿并驱。

【运用】

1. **辨证要点** 主要用于治疗外感暑湿之邪,里有积热等病症。临床应用以外感风邪、头痛恶寒、发热咽痛、咳嗽气急、周身酸痛,暑日湿阻、大便秘结、口干口苦、尿赤不畅、身热心烦,为其辨证要点。

2. **加减变化** 临床如见头痛身疼、恶寒发热,加紫苏、羌活、柴胡、白芷;咳嗽咽痛、咯痰不畅,加杏仁、牛蒡子、冬瓜子、鱼腥草;伤暑身热多汗、心烦口渴,加淡竹叶、淡豆豉、栀子、知母;功能性发热、头重胸闷、尿少而赤,加清水豆卷、西瓜翠衣、鲜荷叶、藿香、木通。

3. **现代运用** 可用于治疗上呼吸道感染,风湿痹痛,伤暑,暑湿、疰夏,伤食积滞,便秘,功能性发热,痈肿疔毒,荨麻疹,神经性皮炎,湿疹等病症。

【方论精粹】

杨栗山《伤寒瘟疫条辨》："防风、麻黄以解表，薄荷、荆芥以清上，大黄、芒硝以涤肠胃，滑石、栀子以利水道，桔梗、石膏以清肺胃之邪，而连翘又所以祛诸经之游火。风热为患，肝木主之，黄芩、白芍和肝血以熄风热，而白术、甘草又所以健运脾土，能胜湿热御风火故也。方中倍用六一者，以伏气所蒸之湿热，半从肌表而泄，半从水道而利也。"

紫 苏

药 材 档 案

别名：苏叶、全紫苏、紫苏叶。

药材特征：本品梗呈方柱形，四棱钝圆，长短不一，直径 0.5～1.5 厘米。表面紫棕色或暗紫色，四面有纵沟及细纵纹，节部稍膨大，有对生的枝痕和叶痕。体轻，质硬，断面裂片状。切片厚 2～5 毫米，常呈斜长方形，木部黄白色，射线细密，呈放射状，髓部白色，疏松或脱落。气微香，味淡。

本品叶片多皱缩卷曲，完整者展平后呈卵圆形，长 4～11 厘米，宽 2.5～9 厘米。先端长尖或急尖，基部圆形或宽楔形，边缘具圆锯齿。两面紫色或上表面绿色，下表面紫色，疏生灰白色毛，下表面有多数凹点状的腺鳞。叶柄长 2～7 厘米，紫色或紫绿色。质脆。带嫩枝者，枝的直径 2～5 毫米，紫绿色，断面中部有髓。气清香，味微辛。

性味归经：辛，温。归肺、脾经。

功效主治：发散风寒，开宣肺气。主治风寒感冒，常与防风、生姜等同用；若兼咳嗽者，常与杏仁、前胡等配伍，共奏宣肺发表，散寒止咳之效，如杏苏散。若表寒兼气滞胸闷者，常与香附子、陈皮等配伍，如香苏散。

三花神佑丸

【方歌】
咳唾引痛为悬饮，饮踞久必成囊癖。
捣囊破癖饮斯蠲，羸弱虚人勿轻掷。
河间三花神佑丸，大黄轻粉牵牛益。
善通壅塞劫痰涎，积痰噎膈能开辟。

【方源】 《黄帝素问宣明论方》卷八："治中满腹胀，喘嗽淋秘，一切水湿肿满，湿热肠垢沉积，变生疾病。久病不已，黄瘦困倦，气血壅滞，不得宣通。或风热燥郁，肢体麻痹，走着疼痛，风痰涎嗽，头目旋运。疟疾不已，症瘕积聚，坚满痞闷，酒积食积，一切痰饮呕逆。及妇人经病不快，带下淋漓，无问赤白。并男子妇人伤寒湿热，腹满实痛，久新瘦弱。俗不能别。辨或寻常，只为转动之药。兼泻久新腰痛，并一切下痢，及小儿惊疳积热乳癖满，并宜服之。"

【组成】 甘遂、大戟、芫花（醋拌湿，炒）各13克，牵牛子60克，大黄30克（为细末），轻粉3克。

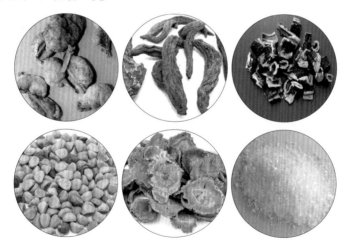

【用法】 上药为末，水泛为丸，如小豆大。初服5丸，以每服加5丸，温开水送下，每日3次。加至快利后却常服，病去为度。

【功用】　泻热逐水。

【主治】　实热积痰，翻胃噎膈，湿热肿满。

【方义方解】　本方证是因水热壅聚于体内所致。治宜泄热逐水。方用甘遂、大戟、芫花攻逐水饮，通利二便。其中，甘遂苦寒，泻热散结，善行经隧之水湿，逐水之力较强，故为君药。大戟善行脏腑水湿；芫花可祛胸胁水饮，为臣药。牵牛子峻下逐水，协助君臣药逐水之力；大黄苦寒沉降，善能泄热，可导湿热从大便而出；轻粉通利二便，逐水退肿，共为佐药。诸药合用，共奏泄热逐水之功。

君	甘遂	泻热散结	攻逐水饮，通利二便	诸药合用，共奏泄热逐水之功
臣	大戟	善行脏腑水湿		
	芫花	祛胸胁水饮		
佐	牵牛子	峻下逐水		
	大黄	泄热		
	轻粉	通利二便，逐水退肿		

【运用】

1. **加减变化**　热象重者，加石膏、知母。

2. **现代运用**　现代临床亦用于痛风性关节炎（湿热痹挟痰），见体麻肢痹，走着疼痛等。

3. **注意事项**　本方不可久服；孕妇忌用；忌甘草。

【方论精粹】

张璐《张氏医通》："按此方守真本仲景十枣汤，加牵牛、大黄、轻粉三味，较十枣倍峻，然作丸缓进，则威而不猛，其法最良。其于神佑丸中，加青皮、陈皮、木香、槟榔各半两，名舟车神佑，已属蛇足；更于舟车丸中，加入乳香、没药，名除湿丹，风斯愈下，殊不足法。"

三花神佑丸

17

当归龙胆丸

【方歌】

> 当归龙荟用四黄，龙胆芦荟木麝香，
> 黑栀青黛姜汤下，一切肝火尽能攘。

【方源】 《黄帝素问宣明论方》卷四："治肾水阴虚，风热蕴积，时发惊悸，筋惕搐搦，神志不宁，营卫壅滞，头目昏眩，肌肉瞤瘛，胸膈痞塞，咽嗌不利，肠胃燥涩，小便溺闭，筋脉拘奇（奇犹急也，重也。），肢体痿弱，暗风痫病，小儿急慢惊风。常服宣通血气，调顺阴阳，病无再作。"

【组成】 当归（焙）、龙胆草、大栀子、黄连、黄柏、黄芩各30克，大黄、芦荟、青黛各15克，木香0.3克，麝香1.5克。

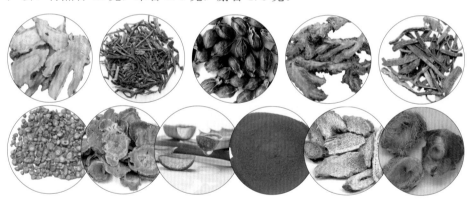

【用法】 上为末，炼蜜为丸，如小豆大，小儿如麻子大。每服20丸，生姜汤送下，兼服防风通圣散。

【功用】 宣通血气，调顺阴阳。

【主治】 肾水阴虚，风热蕴积，时发惊悸，筋惕搐搦，神志不宁，荣卫壅滞，头目昏眩，肌肉瞤瘛，胸膈痞塞，咽嗌不利，肠胃燥涩，小便溺闭，筋脉拘奇；肢体痿弱，暗风痫病，小儿急慢惊风。

【方义方解】 方中龙胆草大苦大寒，专泻肝胆实火，为君药。栀子泻三焦而导热从下而解；黄连、黄柏、黄芩清热泻火解毒，四药相合，助龙胆草泻肝之力，共为臣药。大黄、芦荟通腑泄热，引热从大便而去；青黛清肝泻火；当归养血补肝，以防诸苦寒辛燥之品损伤阴血；少加木香行气散结；麝香开窍醒神，共为佐药。蜜调和药性，为使药。诸药相和，共清肝胆实火。

【运用】

1. **辨证要点** 临床以肝火眩晕、大便秘结、小便赤涩、舌红苔黄为辨证要点。

2. **加减变化** 如见胁痛目赤者，加菊花、柴胡明目疏肝；小便短涩刺痛者，加木通、生地黄清热养阴；肝火旺盛的高血压者，加天麻、钩藤平肝息风。

3. **注意事项** 忌发热诸物。本方药多苦寒，易伤脾胃，应中病即止，胃寒患者及孕妇忌用。

【方论精粹】

1. 吴昆《医方考》："'经'曰：狂言为失志；又曰：肾藏志。如斯言之，则肾亦火矣。此一水不胜五火之谓也。故用黄连以泻心，用黄芩以泻肺，青黛、龙胆、芦荟以泻肝，大黄以泻脾，黄柏以泻肾。所以亟亟以泻五脏之火者，几于无水，故泻火以存水耳。用当归者，养五脏之阴于亢火之时；用木香、麝香者，利五脏之气于克伐之际也。咳嗽而两肋痛，多怒，脉弦者，病原于肝也。肝者将军之官，气常有余，气有余便是火，故宣泄之。是方也，芩、连、栀、柏、草龙、青黛、大黄皆能泻火，而未必入肝；肝气躁，诸药得芦荟、麝香之燥，同气相求，可以入肝而平肝矣。然肝木为生火之本，而诸脏之火不无相扇，诸药虽因芦荟、麝香之引而入肝，然其性各有所属，则能兼五火而治之矣。用当归为君者，以其能和五脏之阴，以木香为佐者，以其能行诸药之滞也。"

2. 汪昂《医方集解》："此足厥阴、手足少阳药也。肝木为生火之本，肝火盛则诸经之火相因而起，为病不止一端矣。故以龙胆、青黛直入本经而折之；而以大黄、芩、连、栀、柏通平上下三焦之火也。"

当归汤

【方歌】

> 河间当归治冷泪，阳气不足风邪侵。
> 参苓术草芎归芍，肉桂二姜枣陈辛。

【方源】 《黄帝素问宣明论方》卷二："当归汤主之：治风邪所伤，寒中，目泣自出，肌瘦，泄汗不止。"

【组成】 当归（酒制）、炒白术、白茯苓、川芎、白芍各 10 克，炮干姜 6 克，细辛 3 克，甘草、肉桂、陈皮各 5 克，人参（另浓煎）3 克。

【用法】 生姜 3 片，大枣 6 枚，水煎热服。

【功用】 温阳益气，祛风止泪。

【主治】 流泪证，属阳气不足兼挟风邪者。

【方义方解】 本方用于治见风冷泪流，乃"水木俱虚，血液不足"（《审视瑶函》）。治宜益气养血祛风。本方以当归、白芍、川芎（四物汤去熟地黄）养血和血以益肝柔肝；以四君子之人参、白术、茯苓、甘草益气健脾，助后天气血生化之源以充养脏腑，两组药物相伍，使气血旺盛。细辛祛风散寒，散风邪于外，以疗泪出；肉桂、干姜温里散寒；陈皮理气和胃，使补而不滞。姜、枣调和脾胃，调和营卫。诸药相合，扶正祛邪并用，共奏益气养血祛风之功，风邪外散，血气充足，收摄津液，则冷泪自止。

【运用】

1. **辨证要点** 临床以里虚外感风（寒）邪所致冷泪，遇寒、迎风则见泪下无时，清稀量多，流时无热感，眼睛不红不痛为辨证要点。

2. **加减变化** 迎风泪多时，加防风、白芷；外寒重，加白芷；肝肾有寒加巴戟天等。

白术散

【方歌】

> 白术散用参苓草，木香藿香葛根饶，
> 发热食少兼口渴，气滞脾弱此方疗。

【方源】 《黄帝素问宣明论方》卷六："治伤寒杂病，一切吐泻、烦渴、霍乱、虚损气弱，保养衰老，及治酒积呕哕。"

【组成】 白术、茯苓、人参、藿香各15克，甘草（炙）45克，木香0.3克，葛根30克。

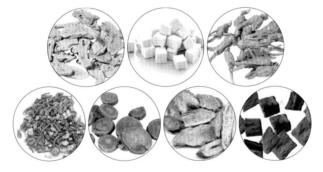

【用法】 上药均研粗末。每次6克。

【功用】 健脾益气，祛湿和中。

【主治】 伤寒杂病，一切吐泻、烦渴、霍乱、虚损气弱，保养衰老，及治酒积呕秽。

【方义方解】 本方证是因脾胃气虚，湿阻中焦，升降失常所致。治宜补气健脾，祛湿和中。方中人参、白术、茯苓、炙甘草，取"四君子汤"之意，补气健脾，兼能祛湿；藿香芳香化湿，和胃止呕；葛根升阳止泻，生津止渴；木香行气畅中，既可与补气药配伍，使其补而不滞，又可与祛湿药合用，使气化则湿化。诸药相合，共奏补气健脾、祛湿和中之效。

【运用】

1. **加减变化** 热甚发渴，去木香；渴者，葛根加量；烦渴者，加滑石，以清热去湿；甚者，加姜汁以增降逆和胃止呕之功。

2. 现代运用　常用于治疗婴幼儿腹泻，小儿疳症，慢性消化不良。

【方论精粹】

1. 吴昆《医方考》："脾虚肌热，泄泻者，此方主之。脾虚者，补之以甘，故用人参、白术、茯苓、甘草；肌热者，疗之以清，故解以葛根；脾困者，醒之以香，故佐以藿、木。"

2. 徐大椿《医略六书·女科指要》："妊娠脾胃两虚，清阳下陷，致津液不能上奉而口燥不渴，谓之口干。人参扶元补气，白术健脾生血，茯苓渗湿以通津液，木香调气以醒脾胃，藿香开胃快胸膈，炙草缓中益胃气，葛根升阳明清气而津液无不上奉，何口干之有哉？"

3. 汪汝麟《证因方论集要》："虚者补之，故用四君子汤为君。虚而不醒，用藿香、木香以运之。虚而下陷，用葛根以升之。"

藿　香

药材档案

别名：海藿香、广藿香。

药材特征：本品茎略呈方柱形，多分枝，枝条稍曲折，长 30 ~ 60 厘米，直径 0.2 ~ 0.7 厘米；表面被柔毛；质脆，易折断，断面中部有髓；老茎类圆柱形，直径 1 ~ 1.2 厘米，被灰褐色栓皮。叶对生，皱缩成团，展平后叶片呈卵形或椭圆形，长 4 ~ 9 厘米，宽 3 ~ 7 厘米；两面均被灰白色茸毛；先端短尖或钝圆，基部楔形或钝圆，边缘具大小不规则的钝齿；叶柄细，长 2 ~ 5 厘米，被柔毛。气香特异，味微苦。

性味归经：辛，微温。归脾、胃、肺经。

功效主治：芳香化浊，和中止呕，发表解暑。用于湿浊中阻，脘痞呕吐，暑湿表证，湿温初起，发热倦怠，胸闷不舒，寒湿闭暑，腹痛吐泻，鼻渊头痛。

大黄黄连泻心汤

【方歌】

> 大黄黄连泻心汤，黄芩黄连和大黄。
> 清热泻痞沸汤渍，擅治烦躁吐衄妜。

【方源】 《黄帝素问宣明论方》卷六："治伤寒成病痞不已，心腹亦实热烦满，或谵妄而脉沉，无他证者。"

【组成】 大黄、黄连、黄芩各3克。

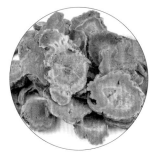 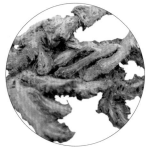 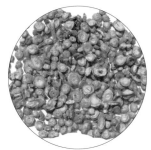

【用法】 水煎服。分3次温服。

【功用】 泻热消痞。

【主治】 伤寒大下后，复发汗，心下痞，按之濡，其脉关上浮者，不可下，宜此药攻其痞。

【方义方解】 本方证之病机是无形热邪壅聚于中焦，脾胃升降失司，气机痞塞。治当泻热以消痞。方中大黄、黄连、黄芩苦寒直折，相辅相成，清泻无形热邪，大黄兼能泻热通便，使热邪从大便而去。三药合用，共奏泻热消痞之效。

【运用】

1. **加减变化** 加生姜3克，甚良。

2. **现代运用** 本方临床运用广泛，不仅治疗热痞，而且可治疗火邪所致诸般血证，以及上焦有热的目赤肿痛、头痛、牙痛、口舌生疮、胸膈烦躁之证。

三一承气汤

【方歌】

三一承气治实吐，涤滞通塞功最著。
芒硝相配生大黄，枳实甘草同厚朴。

【方源】 《黄帝素问宣明论方》卷六："治伤寒杂病，内外所伤，日数远近，腹满咽干，烦渴谵妄，心下按之硬痛，小便赤涩，大便结滞。或湿热内甚，而为滑泄，热甚喘咳闷乱，惊悸狂颠，目痛口疮，舌肿喉痹，痈疡，阳明胃热发斑，脉沉，可下者。小儿热极，风惊潮搐，宿喘昏塞，并斑疹黑陷，小便不通，腹满欲死。或斑疹后热不退，久不作痂，或作斑纹。疮癣久不已者，怫热内成疹癖坚积，黄瘦痛疾。久新卒暴心痛，风痰酒隔，肠垢积滞。久壅风热，暴伤酒食，烦心闷乱，脉数沉实。或肾水阴虚，阳热独甚，而僵仆卒中。一切爆音不语（一名失声。）蓄热内甚，阳厥极深，脉反沉细欲绝。或表之冲和，正气与邪热并之于里，则里热亢极，阳极似阴，反为寒战，脉微而绝。或风热燥甚，客于下焦，而大小便涩滞不通者。或产妇死胎不下，及两感表里热甚，须可下者。"

【组成】 大黄（去皮）、芒硝、厚朴（去皮）、枳实各 15 克，甘草 30 克。

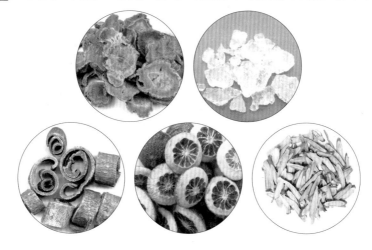

【**用法**】　水煎服。

【**功用**】　泻下热结。

【**主治**】　杂病、伤寒，烦渴，邪热内盛，腹痛实痛，便秘者；或惊痫狂乱，或温热下痢，以及口疮、目疼、喉痹、疮疡等。

【**方义方解**】　方中大黄泻热通便，荡涤积滞；芒硝既助大黄泻热通便，又能软坚润燥；厚朴下气除满；枳实行气消痞；再加甘草，甘缓和中，既缓其峻烈之性，防过伤正气，又调和药性。

【**运用**】

1. **加减变化**　临床以大便秘结，腹满按之硬痛，小便赤涩，脉沉实为辨证要点。

2. **现代运用**　可用治单纯性肠梗阻等疾病。

【**方论精粹**】

《医方类聚》引《修月鲁般经》："此方河间先生所制，缓下急下，善开发而解郁结，可通用三一承气，最为妙也。盖大黄苦寒，而通九窍二便，除五脏六腑积热；芒硝咸寒，破痰散热，润肠胃；枳实苦寒，为佐使，散滞气，消痞满，除腹胀；厚朴辛温，和脾胃，宽中通气；四味虽下剂，有泄有补，加甘草以和其中。然以甘草之甘，能缓其急结，湿能润燥，而又善以和合诸药而成功，是三承气而合成一也。善能随证消息，但用此方，则不须用大、小承气并调胃等方也。"

方名释义

本方的"名义"有两种说法：第一种说法，认为本方把大、小、调胃3个承气汤合成为1个方，故名"三一"；第二种说法，认为河间先生于大承气汤中，加入了等于全汤1/3量的甘草，故名"三一"承气汤。但据河间在《伤寒直格》中说"然此一方，是三承气等汤也"的说法，以第一说为是。

凉膈散

【方歌】

> 凉膈散治膈热盛，栀翘芩薄芒硝黄，
> 便秘硝黄加倍用，无汗更加羌活防。

【方源】 《黄帝素问宣明论方》卷六："凉膈散（一名连翘饮子，亦有加减法。）治伤寒表不解，半入于里，下证未全；下后燥热怫结于内，烦心懊憹，不得眠，脏腑积热，烦渴头昏，唇焦咽燥，喉闭目赤，烦渴，口舌生疮，咳唾稠粘，谵语狂妄，肠胃燥涩，便溺闭结，风热壅滞，疮癣发斑，惊风热极，黑陷将死。"

【组成】 连翘 30 克，山栀子、大黄、薄荷叶、黄芩各 15 克，甘草 45 克，芒硝 3 克。

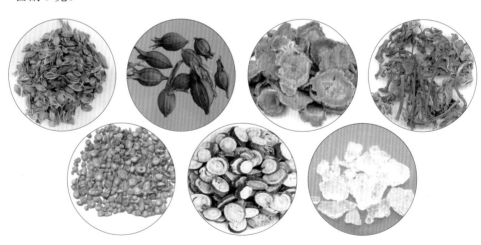

【用法】 上为末，每服 6 克，水 150 毫升，蜜少许，同煎至 100 毫升，去滓，温服。

【功用】 泻火解毒，清上泄下。

【主治】 伤寒表不解，半入于里，下证未全。

【方义方解】 本证多由热毒火邪郁结于胸膈所致，治疗以泻火解毒，清上泄下为主。热邪灼伤津液，津液不能上承，故见唇焦，口舌生疮；火性炎上，故见面赤；热邪灼伤津液，无力行舟，故见便秘；舌红苔黄，脉滑数，均为热毒火邪互结之症。方中连翘轻清透散，长于清热解毒，清透上焦之热，故为君药。黄芩清透上焦之热，清透胸膈之热；栀子清利三焦之热，通利小便，引火下行；大黄、芒硝泻下通便，以荡涤中焦燥热内结故为臣药。薄荷清利头目，利咽，故为佐药。甘草、蜂蜜既缓和大黄、芒硝峻泻之力，又能生津润燥，调和诸药，为使药。全方配伍，共奏泻火解毒，清上泄下之功。

【运用】

1. **辨证要点** 本方用于上中焦邪郁生热证，临床应用以面赤唇黑，胸膈烦躁，口舌生疮，便秘溲赤，舌红苔黄，脉滑数为辨证要点。

2. **加减变化** 虚实加减：咽喉痛，涎嗽，加桔梗 30 克、荆芥穗 15 克；嗽而呕者，加半夏 15 克，每服生姜 3 片同煎；衄血呕血，加当归 15 克、芍药 15 克、生地黄 30 克；淋者，加滑石 120 克、茯苓 30 克（去皮）；风眩，加川芎 15 克、石膏 90 克、防风 15 克；酒毒，加葛根 30 克、荆芥穗 15 克、赤芍药 15 克、川芎 15 克、防风 15 克、桔梗 15 克。

3. **注意事项** 体虚患者及孕妇，忌用或慎用本方。

【方论精粹】

张秉成《成方便读》："以大黄、芒硝之荡涤下行者，去其结而逐其热，然恐结邪虽去，尚有浮游之火，散漫上中，故以黄芩、薄荷清彻上中之火，连翘解散经络中之余火，栀子自上而下，引火邪屈曲下行，如是则有形无形、上下表里诸邪，悉从解散。"

大川芎丸

【方源】 《黄帝素问宣明论方》卷二："治首风，旋晕眩急，外合阳气，风寒相搏，胃膈痰饮，偏正头疼，身拘倦。"

【组成】 川芎 500 克，天麻 120 克。

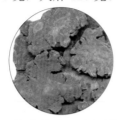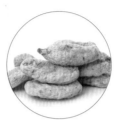

【用法】 为细末，炼蜜为丸，每两作 10 丸，每服 1 丸，食后细嚼，茶水或温酒送下。

【功用】 祛风通络，行气止痛。

【主治】 首风，眩晕眩急，外合阳气，风寒相搏，胃膈痰饮，偏正头痛，身拘倦。

【方义方解】 方中川芎为治头痛要药，可祛风止痛，"主中风入脑头痛"（《神农本草经》）；天麻息肝风，平肝阳，为治眩晕头痛要药，"主头风，头痛，头晕虚旋……一切中风，风痰"（《本草汇言》）。二药配伍，功擅祛风止痛，可治风寒、风痰所致之头痛。

【运用】

1. 辨证要点 临床以头面多汗，恶风，旋晕眩急，偏正头痛，身拘倦为辨证要点。

2. 加减变化 瘀血甚者，加红花、三七、当归；睡眠差者，加夜交藤、酸枣仁；恶心呕吐者，加泽泻、半夏；肩背痛者，加葛根、桂枝。

3. 现代运用 用于治疗眩晕，偏正头疼，中风等。

4. 注意事项 忌受风寒。

大建中汤

【方源】 《黄帝素问宣明论方》卷一："治蛊病，小腹急痛，便溺失精，溲而出白液。"

【组成】 黄芪、远志（去心）、当归、泽泻各90克，芍药、人参、龙骨、炙甘草各60克。

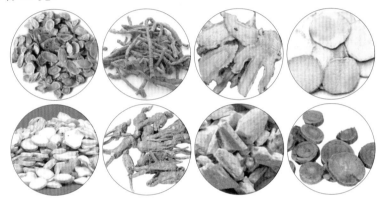

【用法】 上为末，每服9克，水1盏，生姜5片，煎至8分，去滓，温服。

【功用】 清热泻火。

【主治】 房事过度，气血俱亏，精关不固，少腹急痛，尿频尿精，虚热，自汗或盗汗，形体羸瘦。蛊病，小腹急痛，便溺失精，溲而出白液。思虑太过，心气耗弱，阳气流散，精神不收，阴无所使，热自腹中，或从背膂，渐渐蒸热，日间小剧，至夜渐退，或寐而汗出，小便或赤或白或浊，甚则频数尿精，夜梦鬼交，日渐羸瘦。虚热盗汗，四肢倦怠，百节烦疼，口苦舌涩，心忪短气。

【方义方解】 刘氏大建中以黄芪补气生血，升阳举陷，"补丈夫虚损，五劳羸瘦"（《名医别录》），用为君药。人参补气健脾；当归、芍药养血和血，缓急止痛，三药气血双补，共为臣药。泽泻渗泄肾浊，"主肾虚精自出"（《药性论》）；远志、龙骨安神定志，收敛涩精，用为佐药。甘草，合芍药缓急止痛，合生姜益气和胃，且调和诸药，用为佐使。本方气血双补，脾肾兼顾，标本同治，共奏补气养血，涩精止痛之功。

大黄甘草饮子

【方源】 《黄帝素问宣明论方》卷十："治男子妇人一切消渴不能止者。"

【组成】 大豆5升（先煮3沸，淘去苦水，再煮），大黄45克，甘草（大粗者，打碎）120克。

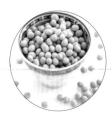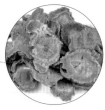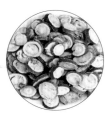

【用法】 用井水1桶，将前药同煮3～5时，如稠糨水，少候大豆软，盛大盆中，放冷。令病人食豆，渴食豆汤，不拘时候。脏腑自然清润。如渴尚不止，再服前药，不3～5日自愈。

【功用】 清热通下。

【主治】 一切消渴，饮水不止者。

【方义方解】 本方为治疗消渴的食疗方。饮食不节，长期过食肥甘，醇酒厚味，辛辣刺激食物，或过服温燥药物等，使胃肠燥热内盛，津液耗伤，症见多食善饥，口渴能饮，伴大便燥结，舌红少津，苔黄燥等。治以清热通下，使燥热去，阴津复，烦渴止。大豆味甘性平，"主胃中热"（《名医别录》）"煮汁饮，能润肾燥"，本方用其清热解毒，为君药。大黄苦寒之性，能荡涤胃肠燥热，使热从大便而解；甘草清热解毒，二药相合助大豆清热之功，使燥热去，则津液不伤，共为臣药。甘草益气和中，缓大黄峻泻之力，调和诸药，兼以为使。三药合用共奏清热通下之功。

【方论精粹】

吴昆《医方考》："此治中、上二焦消渴之方也。大黄能去胃中实热，甘草能缓燥急之势，大豆能解诸家热毒，而必冷服者，寒因寒用也。"

小百劳散

【方源】 《黄帝素问宣明论方》卷九："治劳，喘嗽不已，自汗者。"

【组成】 御米壳不拘多少（炒）。

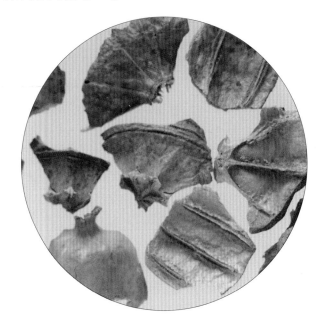

【用法】 上为末。每服 6 克，入乌梅同煎，水 1 盏，食后温服。

【功用】 敛肺止咳。

【主治】 劳喘嗽不已，自汗者。

【方义方解】 御米壳（罂粟壳）酸收，入肺经，敛肺经虚耗之气而止咳逆，与乌梅同煎，增强敛肺止咳之效。

【运用】

1. **辨证要点** 临床以肺虚久咳，无痰或少痰为辨证要点。

2. **加减变化** 有汗，加小麦 30 粒。

3. **注意事项** 不易常服；孕妇禁用；运动员慎用。

乌鱼骨丸

【方源】 《黄帝素问宣明论方》卷一："乌贼骨丸：主之治血涸，胸胁支满，妨饮食，变则闻腥臊之气，唾血，出清液，前后泄血。"

【组成】 乌贼骨、茜茹各 30 克。

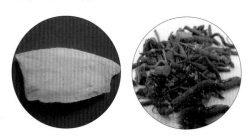

【用法】 以雀卵为丸，如小豆大。每服 5 丸，空腹时用鲍鱼汁送服。

【功用】 益精补血，止血化瘀。

【主治】 血枯。胸胁支满，不思饮食，病至则先闻腥臊臭，鼻流清涕，先吐血，四肢清冷，头晕目眩，二便出血，月事渐少以至经闭。

【方义方解】 本方治证为肝肾精血亏损所致，方中乌贼骨补肾益精，收敛止血，并可通血脉，治女子血闭；茜草活血通经，治女子经水不通；麻雀卵能益精血，调冲任；鲍鱼汁养肝化瘀。组合成方，共奏益精补血、止血化瘀之效。

【方论精粹】

王子接《绛雪园古方选注》："乌贼骨丸，皆血肉之品。盖血枯气去，苟非有情之物，焉能留恋气血，而使之生长？乌贼鱼骨咸温下行，性涩去脱，久服令人有子，可知其固气益精之功矣；茜茹咸酸入肝，活血通经，疏气行伤；丸以雀卵，壮阳益血；药后即饭，复饮鲍鱼汁，压其药性下行，利肠续绝。每用五丸者，经言：脱血入房肝伤，由于中气竭，故欲其留顿中宫，仍从脾胃转输于下也。"

宁神散

【方源】 《黄帝素问宣明论方》卷九："治一切痰嗽不已者。诸药无效，世传极验。"

【组成】 御米囊（生醋炒）500克，乌梅120克。

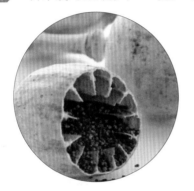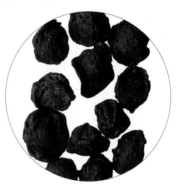

【用法】 上为末。每服6～9克，食后沸汤点下，1日3次，常服。

【功用】 敛肺止咳。

【主治】 一切咳嗽不已。

【方义方解】 久咳不止，治当敛肺止咳。方中御米囊（罂粟壳）酸收，入肺经，功擅敛肺止咳，重用为君药。臣以乌梅酸涩入肺，敛肺气以治咳嗽。

君	罂粟壳	酸收，入肺经，功擅敛肺止咳	
			本方药简立专，敛肺止咳之功显著
臣	乌梅	酸涩入肺，敛肺气以治咳嗽	

防风当归饮子

【方源】 《黄帝素问宣明论方》卷十二："治脾肾真阴损虚，肝心风热郁甚，阳盛阴衰，邪气上逆，上实下虚，怯弱不耐。或表热而身热恶寒，或里热而躁热烦渴，或邪热半在表半在里，进退出入不已，而为寒热往来。或表多则恶寒，里多则发热。或表之阳分阳和，正气与邪相助，并甚于里，蓄热极深而外无阳气，里热极甚，阳极似阴而寒战腹满烦渴者。或里之阴分不和，正气反助邪气，并甚于表，则躁热烦渴而汗出也。或邪热壅塞者，或烦热痛者，或热结极甚，阳气不通，而反觉冷痛。或中外热郁，烦躁甚，喜凉畏热者。或热极闷塞，不得宣通，阳极似阴，中外喜热，而反畏寒者。或寒郁胸中而烦渴，热极甚而腹满不消者。或一切风热壅滞，头目昏眩，暗风眼黑，偏正头疼，口干鼻塞，耳鸣及聋，咽嗌不利。或目赤肿痛，口疮舌痹。或上气痰嗽，心胁郁痞，肠胃燥涩，小便溺淋。或者皮肤瘙痒，手足麻痹。又或筋脉拘急，肢体倦怠。或浑身肌肉跳动，心忪惊悸。或口眼喎斜，语言謇涩。或狂妄昏惑，健忘失志。及或肠胃燥热怫郁，而饥不欲食，或湿热内余，而消谷善饥，然能食而反瘦弱。或误服燥热毒药，及妄食热物过多，而耗损脾肾，则风热郁甚，而多有如此，不必全见也。无问自病及中燥热毒药所使者，并宜宣通气血，调顺饮食。久服之旧病除去，新病不生。设虚人常服，补益功验，自可知矣。"

【组成】 防风、当归、大黄、柴胡、人参、黄芩、甘草（炙）、芍药各 30 克，滑石 180 克。

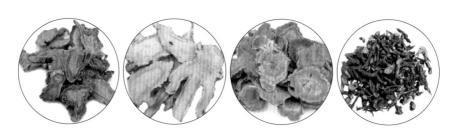

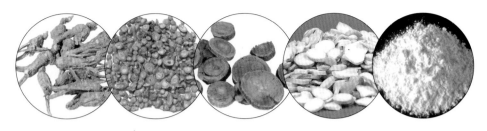

【用法】 上剉。每服 9 ～ 15 克,加生姜 3 片,水煎服。

【功用】 宣通气血,调顺饮食,泻心肝之阳,补脾肾之阴。

【主治】 脾肾真阴损虚。

【方义方解】 方中滑石清热利尿通淋,使热从小便而解;大黄清热凉血,泻火通便,使热从大便排出,二药导热前后分消,共为君药。臣以当归养血活血;防风发表散风,"治风通用"(《药类法象》)。佐用柴胡解

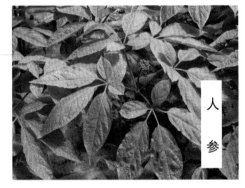

人参

肌清热,《神农本草经》谓其"主心腹,去肠胃中结气,饮食积聚,寒热邪气,推陈致新";黄芩苦寒泄热,与柴胡配伍,清疏透热;芍药养血益阴,助当归养血和营;人参、甘草、生姜,补中气,和营卫。甘草调和诸药,兼以为使。本方疏风清热,益气养血,清疏并用,邪正兼顾,使正胜邪却,祛邪不伤正。

【运用】

    1. 辨证要点 临床以头晕目眩,口干鼻塞,耳鸣耳聋,咽喉不利,目赤肿痛,口疮舌痹,上气痰喘,舌红苔黄,脉数为辨证要点。

    2. 加减变化 痰实咳嗽,加半夏。

【方论精粹】

    《丹溪心法附余》:"大黄泻阳明之湿热从大便出,滑石降三焦之妄火从小便出,黄芩以凉膈,柴胡以解肌,防风以清头目,人参、甘草以补气,当归、芍药以补血,无半味辛香燥热之谬药也。"

一粒金丹

【方源】　《黄帝素问宣明论方》卷十三："治腰膝走着疼痛如虎啮。"

【组成】　草乌头、五灵脂各500克，白胶香250克，木鳖子、地龙（去土，炒）各120克，细墨、乳香各30克，当归（焙）、没药各60克，麝香3克。

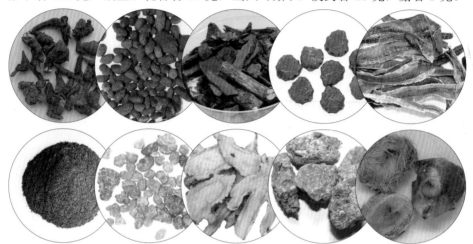

【用法】　上药研极细末，糯米面糊和丸，如梧桐子大。每服1～2丸，温酒下。吃药罢，遍身微汗，立验。

【功用】　祛风散寒，活血通络。

【主治】　腰膝走着疼痛如虎啮。

【方义方解】　方中草乌辛苦性热，祛风除湿，散寒止痛，为治风寒湿痹，关节疼痛之要药；五灵脂甘温，活血化瘀止痛；二药相配，祛风散寒，活血通络止痛，共为君药。木鳖子疏通经络，善治痹痛；白胶香活血止痛，《本草求原》谓其"治中风，腰痛，行痹"；地龙性走窜，善通络止痛，三药通络活血止痛，共为臣药。乳香、没药、麝香活血化瘀，行气止痛，当归养血扶正，使祛邪不伤正，共为佐药。肝主筋，肾主骨，腰为肾之府，膝为筋之府，骨之大会，病在肝肾，以细墨"专入肝肾，色黑味辛，气温"（《本草求真》），引药达于病所，为使药。温酒送下，通畅血脉以助药力。诸药合用，共奏祛风散寒、活血通络止痛之功，药后遍身微汗则风寒湿祛，脉络通行，诸痛消。

君	草乌	祛风除湿，散寒止痛	祛风散寒，活血通络止痛	诸药合用，共奏祛风散寒、活血通络止痛之功
	五灵脂	活血化瘀止痛		
臣	木鳖子	疏通经络	通络活血止痛	
	白胶香	活血止痛		
	地龙	通络止痛		
佐	乳香	活血化瘀，行气止痛		
	没药			
	麝香			
	当归	养血扶正，使祛邪不伤正		
使	细墨	引药达于病所		
	温酒	通畅血脉以助药力		

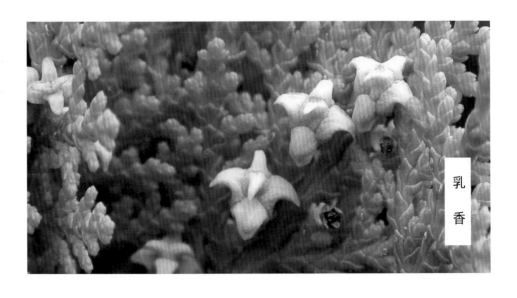

乳香

诃子汤

【方源】 《黄帝素问宣明论方》卷二："诃子汤：主治失音，不能言语者。"

【组成】 诃子（半炮半生）4个，桔梗（半炙半生）30克，甘草（半炙半生）6.6厘米。

【用法】 上为细末。每服6克，用童子小便一盏，同水一盏，煎至五七沸，温服。

【功用】 宣肺止咳，利咽开音。

【主治】 失声不能言语。

【方义方解】 方中诃子敛肺清痰、散逆破结；桔梗利肺气；甘草和元气；童便降火润肺。

君	诃子	敛肺利咽开音	诸药合用，共奏清肺、宣肺、敛肺，利咽开音之功
臣	桔梗	助君药宣肺利咽	
佐	甘草	合桔梗止咳利咽，兼清热解毒，又调和诸药	
使	童便	降火润肺	

【运用】

1. **加减变化** 咽干者加金橄榄、麦冬；咽痒、鼻塞、流涕者加白芷、辛夷、苍耳子。

2. **现代运用** 治疗伤风咳嗽，以及慢性咽炎久咳之失声不能言者。

【方论精粹】

1. 王肯堂《证治准绳·类方》："桔梗通利肺气，诃子泄肺导气，童便降火甚速。"

2. 汪昂《医方集解》："诃子敛肺清痰、散逆破结，桔梗利肺气，甘草和元气，童便降火润肺。"

阿胶梅连丸

【方源】 《黄帝素问宣明论方》卷十："治下痢，无问久新赤白青黑疼痛诸证。"

【组成】 金井阿胶（净草灰炒透明白，别研，不细者，再炒，研细）、乌梅肉（去核，炒）、黄柏（剉，炒）、黄连、当归（焙）、赤芍药、干姜（炮）、赤茯苓各15克。

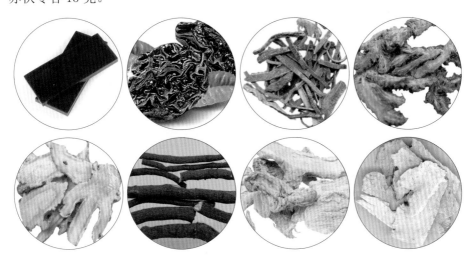

【用法】 上为末，入阿胶研匀，水为丸，如梧桐子大。每服10丸，温米饮送下，食前兼夜五六服。小儿丸如绿豆大。

【功用】 养阴泄热，清肠止痢。

【主治】 下痢无问久新、赤白青黑、疼痛诸证。

【方义方解】 方中阿胶甘温质润，养血滋阴止痢，为君药。乌梅味酸，涩肠止痢；黄连、

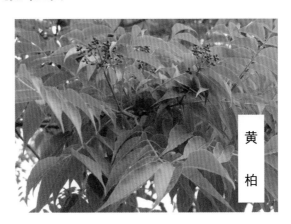

黄柏

黄柏苦寒燥湿，清热，厚肠止痢，三药共为臣药。佐以当归养血活血；赤芍药清热凉血；赤茯苓清热利湿；炮干姜温中散寒，健脾止泻，又能制约连、柏苦寒伤中之弊。诸药合用，寒热并治，邪正兼顾，共奏养阴泄热、清肠止痢之功。

君	阿胶	甘温质润，养血滋阴止痢	
臣	乌梅	味酸，涩肠止痢	诸药合用，共奏养阴泄热、清肠止痢之功
	黄连	苦寒燥湿，清热，厚肠止痢	
	黄柏		
佐	当归	养血活血	
	赤芍药	清热凉血	
	赤茯苓	清热利湿	
	炮干姜	温中散寒，健脾止泻，又能制约连、柏苦寒伤中之弊	

【运用】

1. **现代运用**　寒热虚实痢疾。
2. **注意事项**　忌油腻脂肥诸物。

【方论精粹】

徐大椿《医略六书》："阴虚热陷，伤脏气而利下五色，至夜蒸热，是阴虚阳扰而热发于外焉。阿胶止阴虚之痢；当归养痢亡之血；连、柏炒黑，寒而且燥，不使阳热内扰，则阴中之湿亦化；苓、芍敛而且渗，能挽阴液偏亡，则尿利，大便亦实；炮姜暖胃守中，乌梅敛肝收液也。丸以苦酒之敛，下以米饮之和，使阳热顿化则真阴复完，而无液有归，下痢蒸热并瘳矣。此养阴化热之剂，为五色痢夜热之专方。"

加减建中汤

【方源】 《黄帝素问宣明论方》卷一："加减建中汤主之：治瘈筋病相引而急，及五劳七伤，小便数，腹痛难立。"

【组成】 人参、甘草（炙）、肉桂、白茯苓（去皮）、当归、附子（炮）、厚朴（生姜制）各30克，龙骨、黄芪（剉）、麦冬、白芍、生地黄各90克。

【用法】 上为末。每服9克，水1盏半，加生姜5片、大枣1个、饧少许，煎至1盏，去滓温服。

【功用】 补气养血，温阳滋阴。

【主治】 瘈筋病，相引而急，及五劳七伤，小便数，腹痛难立。

【方义方解】 本方以黄芪、人参、茯苓补气健脾；附子、肉桂温阳补火；生地黄、麦冬滋阴生津；当归、白芍养血和营；龙骨收敛固涩；厚朴行气，使补涩不碍邪；甘草、姜、枣、饧益气和中。如此则阴阳气血并补，且补而不滞，滋而不腻，温而不燥，使脾肾得补，筋脉得润，拘急疼痛得止，五劳七伤得治。

【方论精粹】

王子接《绛雪园古方选注》："人参、甘草（炙）、肉桂、白茯苓（去皮）、当归、附子（炮）、厚朴（生姜制）各一两，龙骨、黄芪（剉）、麦门冬、白芍药、生地黄各三两。上为末，每服三钱，水一盏半，生姜五片，枣一枚，饧少许，煎至一盏，去滓温服。肾风传心，亦用建中法者，以心主营而出中焦，故病则筋脉相引搐搦，名曰瘈。当此之时，若心不受邪，复反传而行之肺，法当三岁死。若心不反传，满十日法当死，其为危殆，更甚于前矣。治以人参、黄芪、当归、白芍、炙甘草，加生地黄、麦冬，仿仲景复脉汤法，先为保护心气，龙骨固守心神，佐以茯苓、厚朴、肉桂、附子，兼中下以祛肾邪。"

神芎丸

【方源】 《黄帝素问宣明论方》卷四："治一切热证，常服保养。除痰饮，消酒食，清头目，利咽膈，能令遍身结滞宣通，气利而愈。神强体健，耐伤省病。并妇人经病，及产后血滞，腰脚重痛，小儿积热，惊风潮搐。"

【组成】 大黄、黄芩各 60 克，牵牛子、滑石各 120 克。

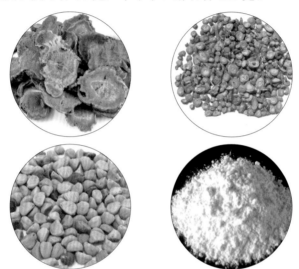

【用法】 上为细末，滴水为丸，如小豆大。始用 10～15 丸，每服加 10 丸，温水送下，冷水下亦得，1 日 3 次；或炼蜜为丸愈佳，以利为度。若热甚须急下者，便服 40～50 丸，未利再服，以意消息。3～5 岁小儿，丸如麻子大。此药至善，常服 20～30 丸，不利脏腑，但有益无损。

【功用】 常服保养，除痰饮，消酒食，清头目，利咽膈，宣通结滞，强神健体，耐伤省病，推陈致新。

【主治】 一切热证；小儿积热惊风；梦遗。

【方义方解】 本方清热除湿，解毒消痰，泻下导滞，可治一切热证。方中大黄泻热通便，釜底抽薪；黄芩清热燥湿，泻火解毒；牵牛子泻下攻积，消痰涤饮；滑石清热祛湿，利尿通淋。故本方可清热除湿，通畅二便，清利三焦，宣通郁结，达推陈致新之效。

【运用】

1. **辨证要点**　临床以痰火内郁，风热上侵，烦躁多渴，心神不宁，口舌生疮，咽喉干痛，胸脘痞闷，肢体麻痹，皮肤瘙痒，大便干结，小便赤涩为辨证要点。

2. **加减变化**　妇人血下恶物，加桂枝15克；加黄连、川芎、薄荷等各15克，治一切头目昏眩者。

3. **现代运用**　一中年梦遗，与涩药不效，改与神芎丸下之，后与猪苓丸遂愈。

4. **注意事项**　脏腑滑泄，重寒脉迟，妇人经病，产后血下不止者，及孕妇不宜服；非气脉实热甚者，不可轻服，常服宜少不宜多。

牵牛子
药材档案

别名：白丑、黑丑、白牵牛、黑牵牛、喇叭花。

药材特征：本品似橘瓣状，长4～8毫米，宽3～5毫米。表面灰黑色或淡黄白色，背面有一条浅纵沟，腹面棱线的下端有一点状种脐，微凹。质硬，横切面可见淡黄色或黄绿色皱缩折叠的子叶，微显油性。气微，味辛、苦，有麻感。

性味归经：苦，寒；有毒。归肺、肾、大肠经。

功效主治：泄水通便，消痰涤饮，杀虫攻积。用于水肿胀满，二便不通，痰饮积聚，气逆喘咳，虫积腹痛。

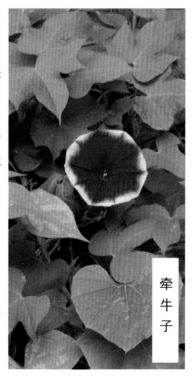

牵牛子

神芎散

【方源】　《黄帝素问宣明论方》卷三："治风热上攻，头目眩痛，上壅鼻，并牙齿闷痛。"

【组成】　川芎、郁金各6克，荆芥穗、薄荷叶、红豆各3克。

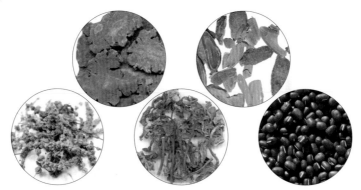

【用法】　上为末，入盆硝6克，研匀。鼻内搐2～3剜耳许。力慢即加药，病甚兼夜搐。

【功用】　疏风止痛，清热解毒。

【主治】　风热上攻，头目眩痛，上壅鼻塞眼昏，并牙齿闷痛。

【方义方解】　方中川芎上行头目，祛风止痛，为君药。郁金清心凉血，活血止痛；荆芥穗、薄荷疏风散邪，清利头目，用为臣药。红豆清热解毒，芒硝清热泻下，用为佐药。诸药相合，共奏疏风止痛、清热解毒之效，用治风热上攻之头面诸疾。

君	川芎	祛风止痛	
臣	郁金	清心凉血，活血止痛	诸药相合，共奏疏风止痛、清热解毒之功
	荆芥穗	疏风散邪，清利头目	
	薄荷		
佐	红豆	清热泻下	
	芒硝		

柴胡地骨皮汤

【方源】 《黄帝素问宣明论方》卷一："治口糜，生疮损烂，小肠有热，胀满不便，宜服之。"

【组成】 柴胡（去苗）、地骨皮各等份。

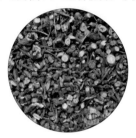 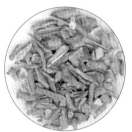

【用法】 上为末，每服9克，水煎服。

【功用】 清热降火。

【主治】 口糜。

【方义方解】 本证乃小肠之火上移于心，郁蒸口唇。治当清热降火。柴胡辛而微寒，退热解郁；地骨皮甘寒，凉血降火，可退热除蒸。二者合用，可除热而透邪解郁，使郁火得清。

【运用】

1. **加减变化** 如有病患大便实者，加大黄、芒硝，可泻热甚。
2. **现代运用** 复发性口腔溃疡。

【方论精粹】

吴昆《医方考》："膀胱者，水道之所出；小肠者，清浊泌别之区也。膀胱移热于小肠，则清浊不能泄别，湿热不去，势必上蒸，故令口中糜烂而疮。乃灶底燃薪，笼中肉糜之象也。是方也，柴胡辛温，所以升其清阳。地骨皮苦寒，所以降其浊阴。清浊既判，则干清坤宁，膈肠利而口糜愈矣。"

柴胡饮子

【方源】 《黄帝素问宣明论方》卷四："治解一切肌热体骨蒸，积热作发，寒热往来，（表热里寒则发寒，里热表和则发热，邪热半在表，半在里，出入进退无和，即寒热往来，阴阳相胜也。）蓄热寒战，（表之阳和，正气与邪热并蓄于里，脉道不行，故身冷脉绝，寒战而反烦渴也。）及伤寒发汗不解，或中外诸邪热，口干烦渴，或下后热未愈，汗后劳复，或骨蒸肺痿喘嗽，妇人余疾，产后经病。"

【组成】 柴胡、人参、黄芩、甘草、大黄、当归、芍药各15克。

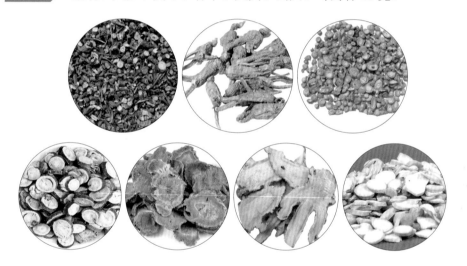

【用法】 上药为末。每服9克，用水150毫升，加生姜3片，煎至100毫升，温服。日三服。

【功用】 解肌退热，益气养血。

【主治】 伤寒发汗不解；或中外诸邪热，口干烦渴；或下后热未除，汗后劳复；或骨蒸肺痿喘嗽，妇人余疾，产后经病。

【方义方解】 本方乃小柴胡汤去半夏，加大黄、当归、芍药而成，又名人参柴胡饮子。其清热祛邪、补益扶正之功均有增强，且又加入血分药，故可气血并调，邪正兼顾。

【方论精粹】

芮经《杏苑生春》："用人参、当归、芍药益阴血以胜阳热，黄芩解肌热，柴胡退蒸热，大黄下积热，生甘草泻火兼和药。"

柴 胡
药材档案

别名：菇草、山菜、茈胡、地薰、柴草。

药材特征：北柴胡：呈圆柱形或长圆锥形，长6～15厘米，直径0.3～0.8厘米。根头膨大，顶端残留3～15个茎基或短纤维状叶

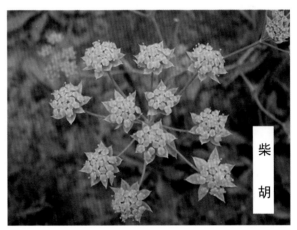

柴胡

基，下部分枝。表面黑褐色或浅棕色，具纵皱纹、支根痕及皮孔。质硬而韧，不易折断，断面显纤维性，皮部浅棕色，木部黄白色。气微香，味微苦。

南柴胡：根较细，圆锥形，顶端有多数细毛状枯叶纤维，下部多不分枝或稍分枝。表面红棕色或黑棕色，靠近根头处多具细密环纹。质稍软，易折断，断面略平坦，不显纤维性，具败油气。

性味归经：辛、苦，微寒。归肝、胆、肺经。

功效主治：疏散退热，疏肝解郁，升举阳气。用于感冒发热，寒热往来，胸胁胀痛，月经不调，子宫脱垂，脱肛。

倒换散

【方源】 《黄帝素问宣明论方》卷十五："治无问久新癃闭不通，少腹急痛，肛门肿痛。"

【组成】 大黄（小便不通减半）、荆芥穗（大便不通减半）各等份。

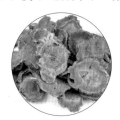 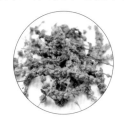

【用法】 上药各为末。每服 3 ~ 6 克，温水调下。

【功用】 活血通窍。

【主治】 久新癃闭不通，小腹急痛，肛门肿痛。

【方义方解】 大黄以降为主，荆芥穗以升为要，两药相配为伍，参合而用，一升一降，相互制约，相互促进，升中有降，清中有散，清升浊降，表里双解，药虽苦寒而不呆滞，泻下通便，清热疏风，共奏清热通便之功效。

【运用】

1. 加减变化 加浮萍、僵虫治疗头面肿痛；加晚蚕沙、冬瓜仁治疗肛门脓肿；加防风治风热眩晕；加防风、川芎治疗头目眩晕。

2. 现代运用 临床用于前列腺癌、小腹急痛、肛门肿痛者。

【方论精粹】

吴昆《医方考》："内热而小便不通者，郁其少火，而气不化也。《内经》曰：膀胱者，州都之官，津液藏焉，气化则能出矣。然化气之道，莫妙于升降。天地以升而降化万物，奈何而昧于人乎？故用荆芥之轻清者以升其阳。用大黄之重浊者以降其阴。清阳既出上窍，则浊阴自归下窍，而小便随泄矣。"

铁脚丸

【方源】　《黄帝素问宣明论方》卷十五："铁脚丸治大小便不通。"

【组成】　皂角（炙，去皮子）不拘多少。

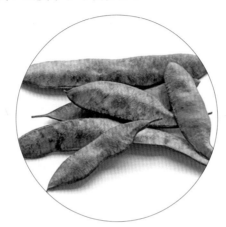

【用法】　上为末，酒面糊为丸，如梧桐子大。每服 30 丸，酒送下。

【功用】　润燥通便，祛风散热。

【主治】　大小便不通。

【方义方解】　皂角子，入肺与大肠经，有润燥通便，祛风散热之效。《证治要诀·大便秘》："风秘之病，由风搏肺脏，传于大肠，故传化难；或其人素有风病者，亦多有秘。"风搏肺脏，传于大肠，津液干燥所致便秘，皂角子祛风润燥以通便，如《本经逢原》谓"皂荚子烧灰存性，能治大肠风秘燥结，祛风逐秽之性可知"；肺主行水，通调水道，外邪袭肺，肺失宣发，可致小便不利，皂角子入肺祛风散热，宣肺以利水，即"开上源以利下流"，故能治二便不通。

【方论精粹】

　　吴昆《医方考》："皂角之气，能通关开窍。皂角之味，能去垢涤污，故能化下焦之气，通膀胱之滞。"

黄芩汤

【方源】 《黄帝素问宣明论方》卷十一："治妇人孕胎不安。"

【组成】 白术、黄芩各等份。

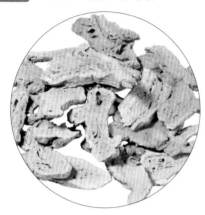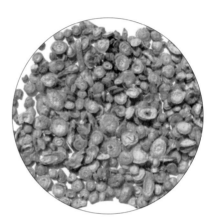

【用法】 上为末，每服9克，水300毫升，当归一根，同煎至150毫升，稍温服。

【功用】 清热祛湿安胎。

【主治】 妇人孕胎不安。

【方义方解】 妇人有孕则碍脾，运化失职则生湿，湿聚化热，以致胎动不安。治以清热祛湿安胎。黄芩善清热燥湿，为君药。白术健脾益气，脾气健运，水湿得以运化，助黄芩祛湿之功，且脾健气血生化有源可养胎元，为臣药。二药相合，清热祛湿安胎，适用于产前湿热胎动不安证。

君	黄芩	清热燥湿	二药相合，共奏清热祛湿安胎之功
臣	白术	健脾益气，脾气健运	

葵子散

【方歌】　　葵子茯苓散利水，子肿投之气水行。

【方源】　《黄帝素问宣明论方》卷十五："治小便不通。"

【组成】　葵子、茯苓（去黑皮）各等份。

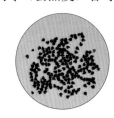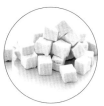

【用法】　上为末，每服 12 克，水 150 毫升，煎二沸，食前。

【功用】　通窍利水。

【主治】　小便不通。

【方义方解】　方中冬葵子滑利窍道，配以茯苓健脾利水，既可养胃扶正，亦可防冬葵子之过于滑利。

君	葵子	滑利通窍	二药合用，取冬葵子滑利通窍，茯苓化气利水，药少力专，收"通阳不在温，而在利小便"之功
臣	茯苓	健脾利水渗湿	

【运用】

1. **加减变化**　临床以小便不利，洒淅恶寒，头晕，舌质淡红、苔白，脉濡为辨证要点。

2. **现代运用**　常用于泌尿系统结石，急慢性肾炎等疾病。

【方论精粹】

尤怡《金匮要略心典》："葵子、茯苓滑窍行水，水气既行，不淫肌肤，身体不重矣；不侵卫阳，不恶寒矣；不犯清道，不头眩矣。"

琥珀散

【方源】 《黄帝素问宣明论方》卷十五："治五淋。"

【组成】 滑石、琥珀各60克，木通、当归、木香、郁金、扁竹各30克。

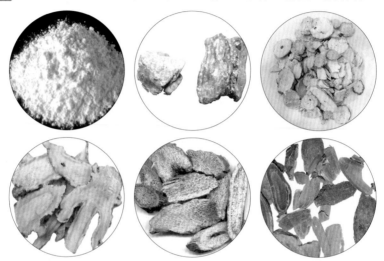

【用法】 上为末，每服9～15克，用芦苇叶同煎，食后，日三服。

【功用】 清热利湿，活血止痛。

【主治】 气淋，血淋，膏淋，砂淋。

【方义方解】 五淋指气淋、砂淋、血淋、膏淋、劳淋。多由过量饮酒，多食肥鲜之味或劳心太过、房事无节等导致心肾不交，水火不相制约，致膀胱有热，水道不通而成，小便淋漓不尽，甚或带血，脐腹急痛，发作有时。治清热祛湿，活血止痛。琥珀利尿通淋，活血止血，又能镇惊安神，《本经逢原》谓"琥珀，消磨渗利之性，非血结膀胱者不可误投"；滑石清热利尿通淋，二药清热利尿通淋，活血止痛，共为君药。木通清热利尿，活血通脉；扁竹（即萹蓄）利尿通淋，为湿热下注，热淋涩痛之常用药，为臣药。芦苇叶清热除烦利尿，导心火下行；当归养血活血，利水而不伤阴血；木香行气止痛，调中导滞；郁金清心凉血，活血止痛，共为佐药。全方共奏清热利湿、活血止痛之效。

君	琥珀	利尿通淋，活血止血，镇惊安神	诸药合用，共奏清热利湿、活血止痛之功
	滑石	清热利尿通淋	
臣	木通	清热利尿，活血通脉	
	扁竹	利尿通淋	
佐	芦苇叶	清热除烦利尿，导心火下行	
	当归	养血活血，利水而不伤阴血	
	木香	行气止痛，调中导滞	
	郁金	清心凉血，活血止痛	

【方论精粹】

汪昂《医方集解》："此手足少阴太阳药也。滑石滑可去着，利窍行水；扁蓄苦能下降，利便通淋；琥珀能降肺气，通于膀胱；木通能泻心火，入于小肠。小肠为心之腑，主热者也。诸热应于心者，其水必自小肠渗入膀胱，此经所谓胞移热于膀胱，则癃溺血是也。胞心包。血淋由于血乱，当归能引血归经；气淋由于气滞，木香能升降诸气；诸淋由心肝火盛，郁金能凉心散肝，下气而破血也。"

郁 金

药材档案

别名：黄郁、黄姜、玉金、温郁金、广郁金、白丝郁金、黄丝郁金。

药材特征：呈长圆形或卵圆形。稍扁，有的微弯曲，两端渐尖，长3.5～7厘米，直径1.2～2.5厘米。表面灰褐色或灰棕色，具不规则的纵皱纹，纵纹隆起处色较浅。质坚实，断面灰棕色，角质样；内皮层环明显。气微香，味微苦。

性味归经：辛、苦，寒。归肝、心、肺经。

功效主治：活血止痛，行气解郁，清心凉血，利胆退黄。用于胸胁刺痛，胸痹心痛，经闭痛经，乳房胀痛，热病神昏，癫痫发狂，血热吐衄，黄疸尿赤。

解风散

【方源】 《黄帝素问宣明论方》卷二："因于露风，寒热之始腠理，次入胃，食不化，热则消中，寒栗振动也，解风散主之，治风成寒热，头目昏眩，肢体疼痛，手足麻痹，上膈壅滞。"

【组成】 人参、川芎、独活、麻黄（去节，汤洗，焙）、甘草各30克，细辛（去苗）15克。

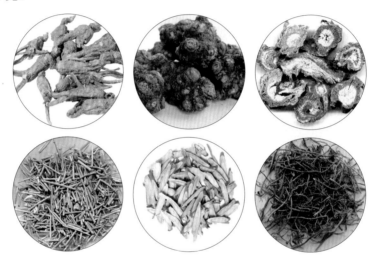

【用法】 上为末。每服9克，水220毫升，加生姜5片，薄荷叶少许，同煎至180毫升，不拘时候。

【功用】 解散虚风。

【主治】 风成寒热，头目昏眩，肢体疼痛，手足麻痹，上膈壅滞。

【方义方解】 本方所治之证，外有风寒，内有中虚，邪乘虚入里。治以祛风散寒，益气扶正之法。方中独活祛风散寒除湿，通痹止痛，为君药。人参补气扶正，祛邪外出，防邪复入；川芎、麻黄助君药祛风散寒，川芎并可行气活血止痛，共为臣药。细辛祛风散寒，胜湿止痛；生姜、薄荷辛散疏风，为佐药。甘草益气和中，调和诸药，兼为佐使。合而成方，邪正兼顾，以祛风散寒祛邪为主，用治外感风寒湿邪，日久邪入里者。

君	独活	祛风散寒除湿，通痹止痛	
臣	人参	补气扶正，祛邪外出	诸药合用，共奏解散虚风之功
	川芎	助君药祛风散寒，行气活血止痛	
	麻黄		
佐	细辛	祛风散寒，胜湿止痛	
	生姜	辛散疏风	
	薄荷		
佐使	甘草	益气和中，调和诸药	

【方论精粹】

1. 喻嘉言《医门法律》："风入既久，胃气致虚，故以人参为君；臣以麻黄、川芎，佐以独活、细辛，使以甘草，而和其营卫，乃可收其外解之功也。"

2. 《中国医学大辞典》："今人但知人参为补虚之药，不知人参有祛邪荡实之功。此证因虚风久袭，若独用麻黄，无人参助其胃气，必不能奏效也。"

滑 石
药材档案

别名：冷石、共石。

药材特征：本品单斜晶系，多为块状集合体，晶体呈六方形或菱形板状，但完好的晶体极少见，通常为粒状和鳞片状的致密块体。白色、黄白色或淡蓝灰色，有蜡样光泽。质软，细腻，手摸有滑润感，无吸湿性，置水中不崩散。

性味归经：甘、淡，寒。归膀胱、肺、胃经。

功效主治：利尿通淋，清热解暑；外用祛湿敛疮。用于热淋，石淋，尿热涩痛，暑湿烦渴，湿热水泻；外治湿疹，湿疮，痱子。

增损四物汤

【方源】 《黄帝素问宣明论方》卷十一："治月水不调，心腹疼痛。补血藏，温经注颜。"

【组成】 川芎、当归、芍药、熟地黄、白术、牡丹皮各15克，地骨皮30克。

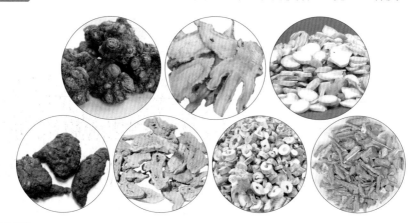

【用法】 上为末。每服15克，水150毫升，煎至90毫升，去滓，食前温服。

【功用】 养血补血，凉血活血。

【主治】 月经不调，心腹疼痛。

【方义方解】 方中四物汤（川芎、当归、芍药、熟地黄）补血活血，动静相伍，补调结合，补血而不滞血，行血而不伤血。白术苦温，健脾益气，脾健能食则气血充足；牡丹皮清热凉血，活血散瘀，使血流畅而不留瘀，血热清而不妄行；地骨皮甘寒，清热凉血滋阴。诸药合用，药性平和，共奏养血补血、凉血活血之功。

【方论精粹】

张璐《张氏医通》卷十一："产后因气血虚弱，脾胃亏损而发寒热，皆不足证。经云：阳虚则恶寒，阴虚则内热。若兼大便不通，尤属气血枯槁。切禁发表降火，……寒热而小腹不痛者，此营卫亏损，阴阳不和，属虚，增损四物汤。"

鳖甲汤

【方源】 《黄帝素问宣明论方》卷二："治伏梁积气，心下如臂，痞痛不消，小便不利。"

【组成】 鳖甲（去裙栏，醋炙黄色）、京三棱、大腹子皮、芍药、当归、柴胡（去苗）、生地黄各30克，肉桂、生姜（切作片子，焙干）各0.9克。

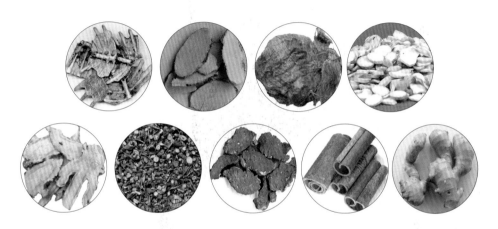

【用法】 上为粗散。每次9克，用水150毫升，入木香末1.5克，同煎至125毫升，去渣，空腹时温服，1日2次。

【功用】 活血化瘀，消痞祛症。

【主治】 肝癌。伏梁积气，环脐而痛，少腹胀满。

【方义方解】 本方所治，是气滞血瘀，肝脏积聚症瘕之证。方中鳖甲软坚散结，消症除瘕，三棱活血破瘀，以助鳖甲软坚之力；芍药、当归、生地黄，育阴养血，柔肝扶正，并可防鳖甲、三棱攻伐之过；大腹皮、柴胡、肉桂、生姜，疏肝理气，温经通络，协助主药软坚祛瘀之力。诸药合用，共奏活血化瘀、消痞祛症之功。

君	鳖甲	软坚散结，消症除瘕	
臣	三棱	活血破瘀，以助鳖甲软坚之力	诸药合用，共奏活血化瘀、消痞祛症之功
	大腹皮		
	柴胡	宽中疏解，行气止痛，助君药散结消积	
	木香		
佐	芍药	育阴养血，柔肝扶正，并可防鳖甲、三棱攻伐之过	
	当归		
	生地黄		
	肉桂	温经通络，协助主药软坚祛瘀之力	
	生姜		

【运用】

1. **加减变化**　用本方治肝癌，可选加白花蛇舌草、半边莲、半枝莲等抗癌药；疼痛甚者，加玄胡、乳香、没药。

2. **现代运用**　用于肝硬化腹水，慢性胰腺炎等症。

当　归

药材档案 ▰▰▰▰▰▰▰▰▰▰▰▰▰▰▰▰▰▰▰▰▰▰▰▰▰▰

别名：云归、西当归、秦归、马尾归、岷当归。

药材特征：本品略呈圆柱形，下部有支根 3~5 条或更多，长 15~25 厘米。表面黄棕色至棕褐色，具纵皱纹及横长皮孔样突起。根头（归头）直径 1.5 ~ 4 厘米，具环纹，上端圆钝，有紫色或黄绿色的茎及叶鞘的残基；主根（归身）表面凹凸不平；支根（归尾）直径 0.3~1 厘米，上粗下细，多扭曲，有少数须根痕。质柔韧，断面黄白色或淡黄棕色，皮部厚，有裂隙及多数棕色点状分泌腔，木部色较淡，形成层环黄棕色。有浓郁的香气，味甘、辛、微苦。

柴性大、干枯无油或断面呈绿褐色者不可供药用。

性味归经：甘、辛，温。归肝、心、脾经。

功效主治：补血活血，调经止痛，润肠通便。用于血虚萎黄，眩晕心悸，月经不调，经闭痛经，虚寒腹痛，风湿痹痛，肠燥便秘，跌仆损伤，痈疽疮疡。酒当归活血通经。用于经闭痛经，风湿痹痛，跌仆损伤。

二气丹

【方源】 《黄帝素问宣明论方》卷十一："月水不调，断绝不产，面黄肌瘦，憔悴，不美食。燥热，以柴胡饮子相参服之。"

【组成】 大黄（别为末,醋 1 升,慢火熬成膏子）120 克,当归、白芍各 60 克。

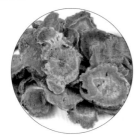 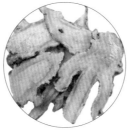 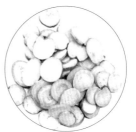

【用法】 上为末，以膏子为丸，如梧桐子大。醋汤送服。

【功用】 清热凉血，养血活血。

【主治】 月水不调，断绝不产，面黄肌瘦，不思美食。

【方义方解】 本方所治诸证乃瘀热互结所致。血热互结，经血不通，甚断绝不产；瘀血不去，新血不生，不能荣养肌肤，故面黄肌瘦。治宜清热凉血，养血活血。君用大黄，清热泻火，凉血祛瘀，泻下攻积，导瘀热下行，邪有出路；以醋制慢火熬膏，加强其活血散瘀之效。当归养血活血，补营血之虚，并助大黄活血之功，为臣药。佐以白芍养血益阴清热。醋汤送服，引药达于所经。三药共奏清热凉血、养血活血之效。

君	大黄	清热泻火，凉血祛瘀，泻下攻积	诸药合用，共奏清热凉血、养血活血之功
臣	当归	养血活血，补营血之虚，并助大黄活血之功	
佐	白芍	养血益阴清热	

【运用】

1. **辨证要点** 临床以经闭脉数涩，左右强弱不调为辨证要点。

2. 加减变化 如月水不通,加入干漆(炒焦用)9克,没药15克,硇砂(研)9克,肉桂6克,斑蝥(去头足,炒热用,生用则吐泻)9克。

【方论精粹】

徐大椿《医略六书》:"热瘀不清,经血暗耗,故经脉闭遏,月事不行焉。当归养既耗之血,白芍敛热伤之阴,大黄净汁,熬膏入药,丸服。醋以引之入肝,饮以漱之和胃,使热化血荣,则冲任蓄泄有权,何患经闭不通乎!"

大 黄

药材档案

别名:黄良、将军、肤如、川军、锦纹大黄。

药材特征:本品呈类圆柱形、圆锥形、卵圆形或不规则块状,长3～17厘米,直径3～10厘米。除尽外皮者表面黄棕色至红棕色,有的可见类白色网状纹理及星点(异型维管束)散在,残留的外皮棕褐色,多具绳孔及粗皱纹。质坚实,有的中心稍松软,断面淡红棕色或黄棕色,显颗粒性;根茎髓部宽广,有星点环列或散在;根木部发达,具放射状纹理,形成层环明显,无星点。气清香,味苦而微涩,嚼之粘牙,有沙粒感。

性味归经:苦,寒。归脾、胃、大肠、肝、心包经。

功效主治:泻下攻积,清热泻火,凉血解毒,逐瘀通经,利湿退黄。用于实热积滞便秘,血热吐衄,目赤咽肿,痈肿疔疮,肠痛腹痛,瘀血经闭,产后瘀阻,跌打损伤,湿热痢疾,黄疸尿赤,淋证,水肿;外治水火烫伤。酒大黄善清上焦血分热毒。用于目赤咽肿,齿龈肿痛。熟大黄泻下力缓,泻火解毒。用于火毒疮疡。大黄炭凉血化瘀止血。用于血热有瘀出血症。

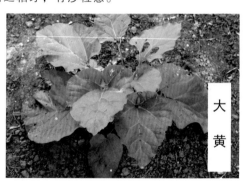

大 黄

丁香附子散

【方源】　《黄帝素问宣明论方》卷十二："丁香附子散治脾胃虚弱，胸膈痞结，吐逆不止。"

【组成】　附子30克，母丁香49个，生姜150克（取自然汁半碗）。

【用法】　上用附子钻孔四十九，以丁香刺上面填内，将生姜汁用文武火熬尽，又用大萝卜一个，取一穴子，入附子，又填内，将萝卜盖之，又用文武桑柴火烧香熟为度，取出，切附子作片子，焙干，捣细为末，每服3克，米汤150毫升调下，日进三服。

【功用】　温中散寒，逐湿解毒。

【主治】　脾胃虚弱，胸膈痞结，吐逆不止。

【方义方解】　附子温脾肾，壮元阳；丁香暖脾胃，开胸膈；生姜散痰饮，降逆气。诸药并用，可使气血痰食温通，故痞块渐消，吐逆可止。

【运用】

1. **辨证要点**　本方以腹胀咳逆，膈上苦冷，腹鸣为辨证要点。

2. **加减变化**　气滞痰阻兼舌苔白腻者，加半夏、陈皮；中寒有饮、舌苔白滑者，加桂枝、茯苓；胃寒较甚者，酌加吴茱萸、干姜；气滞兼胸脘胀满者，加陈皮、木香。

3. **现代运用**　临床上用于治寒湿阻滞所致的急性胃肠炎者。

4. **注意事项**　孕妇及胃热呃逆者忌用；附子有毒，用量应慎，宜久煎。

【方论精粹】

《黄帝素问宣明论方·补养门》："肠胃寒，化物失常……寒胜则火衰，火衰金旺，吐利腥秽，四肢逆冷，坚痞腹满。"

大人参半夏丸

【方源】　《黄帝素问宣明论方》卷九："化痰坠涎，止嗽定喘，治诸痰，不可尽述。呕吐痰逆，痰厥头痛，风气偏正头疼，风壅头目昏眩，耳鸣鼻塞，咽膈不利，心腹痞满，筋脉拘卷，肢体麻痹疼痛，中风偏枯，咳唾稠粘，肺痿劳嗽。虚人保养。宣通气血，调和脏腑，进饮食。"

【组成】　人参、茯苓（去皮）、天南星、薄荷叶各15克，半夏、干姜、白矾（生）、寒水石各30克，蛤粉60克，藿香叶15克。

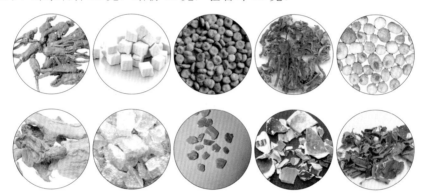

【用法】　上为末，面糊为丸，如小豆大。每服20～30丸，生姜汤送下；食后温水下亦得。一法，加黄连15克、黄柏60克，水为丸，取效愈妙。

【功用】　化痰坠涎，止嗽定喘，宣通气血，调和脏腑，进饮食。

【主治】　诸痰呕吐，痰逆、痰厥头痛，风气偏正头疼，风壅头目昏眩，耳鸣鼻塞，咽膈不利，心腹痞满，筋脉拘挛，肢体麻痹疼痛，中风偏枯，咳唾稠粘，肺痿，酒病。

【方义方解】　本方证是因脾气虚弱，健运无力，湿聚成痰所致，为本虚标实之证。治宜燥湿化痰，益气和胃。方用半夏燥湿化痰，降逆和胃；痰之所成，源于脾虚，故用人参补益脾气，以助运化，二药合用，既祛痰治标，又健脾治本，标本兼顾，共为君药。天南星辛温，燥湿化痰；茯苓渗湿健脾，以杜生痰之源，为臣药。生姜辛温，既助半夏降逆和胃止呕，又监制半夏毒性；藿香叶、薄荷叶芳香化湿，湿化痰易消；痰涎不去，易于化热，故方中配伍寒凉之蛤粉、寒水石、白矾以清热化痰，上五味皆为佐药。诸药相合，燥湿化痰，益气健脾之功显著。

人 参

药 材 档 案

别名：黄参、地精、神草。

药材特征：主根呈纺锤形或圆柱形，长 3～15 厘米，直径 1～2 厘米。表面灰黄色，上部或全体有疏浅断续的粗横纹及明显的纵皱，下部有支根 2～3 条，并着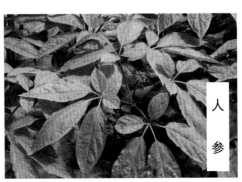生多数细长的须根，须根上常有不明显的细小疣状突出。根茎（芦头）长 1～4 厘米，直径 0.3～1.5 厘米，多拘挛而弯曲，具不定根（芋）和稀疏的凹窝状茎痕（芦碗）。质较硬，断面淡黄白色，显粉性，形成层环纹棕黄色，皮部有黄棕色的点状树脂道及放射状裂隙。香气特异，味微苦、甘。

或主根多与根茎近等长或较短，呈圆柱形、菱角形或人字形，长 1～6 厘米。表面灰黄色，具纵皱纹，上部或中下部有环纹。支根多为 2～3 条，须根少而细长，清晰不乱，有较明显的疣状突起。根茎细长，少数粗短，中上部具稀疏或密集而深陷的茎痕。不定根较细，多下垂。

性味归经：甘、微苦，微温。归脾、肺、心、肾经。

功效主治：大补元气，复脉固脱，补脾益肺，生津养血，安神益智。用于体虚欲脱，肢冷脉微，脾虚食少，肺虚喘咳，津伤口渴，内热消渴，气血虚亏，久病虚羸，惊悸失眠，阳痿宫冷。

大红花丸

【方源】 《黄帝素问宣明论方》卷十一："治妇人血块，积聚癥瘕，经络阻滞。"

【组成】 川大黄、红花各60克，虻虫（去翅足）10个。

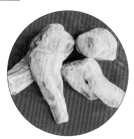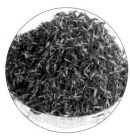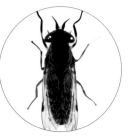

【用法】 上取大黄21克，醋熬成膏，和药为丸，如梧桐子大，每次服5～7丸，饭后温酒送下，一日三次。

【功用】 逐积消坚，活血祛瘀。

【主治】 妇人血瘀之癥瘕。

【方义方解】 方中红花活血化瘀；大黄攻荡积滞；虻虫性善走窜，能逐瘀消坚，破积通络，直达病所。全方具有逐积消坚、祛瘀生新之效，使瘀血得消，坚结得散，则病可愈。

君	红花	气香行散入血分，活血通经，散瘀止痛	三药共奏逐积消坚、活血祛瘀之功
臣	大黄	攻荡积滞	
佐	虻虫	性善走窜，能逐瘀消坚，破积通络，直达病所	

【运用】

1. **辨证要点** 临床以小腹疼痛，积块坚硬，疼痛拒按，肌肤甲错，便秘为辨证要点。

2. **加减变化** 疼痛较重者，加元胡、乌药；积块难消者，加水蛭、桃仁、三棱、莪术；夹痰饮加半夏、陈皮。

3. **现代运用** 可用于妇科肿瘤的治疗。

4. **注意事项** 正虚体弱之人禁用，孕妇忌服。

红 花

药 材 档 案

别名：刺红花、杜红花、草红花、红蓝花、金红花。

药材特征：本品为不带子房的管状花，长1~2厘米。表面红黄色或红色。花冠筒细长，先端5裂，裂片呈狭条形，长5~8毫米；雄蕊5，花药聚合成筒状，黄白色；柱头长圆柱形，顶端微分叉。质柔软。气微香，味微苦。

性味归经：辛，温。归心、肝经。

功效主治：活血通经，散瘀止痛。用于经闭，痛经，恶露不行，癥瘕痞块，胸痹心痛，瘀滞腹痛，胸胁刺痛，跌仆损伤，疮疡肿痛。

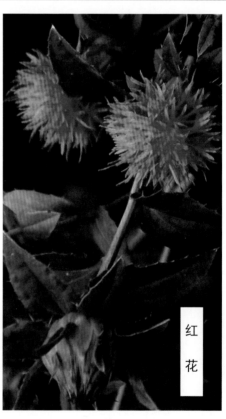

红花

大百劳散

【方源】　《黄帝素问宣明论方》卷九："治一切劳疾肌劣，喘息不卧，痰涎不食。"

【组成】　蛤蚧（蜜炙）1对，元州鳖甲（去裙，醋炙）1个，附子30克，人参、柴胡、干姜、白茯苓（去皮）、白术、茴香、青皮（去白）、杏仁（去皮尖）、知母、贝母、陈皮（去白）、肉桂、甘草（炙）、半夏（生姜制）、苍术（汤浸）各30克，苏木、龙胆草各15克。

【用法】　上为末。每服6克，水150毫升，加生姜3片，大枣2枚，乌梅2枚，同煎，空心稍热服。

【功用】　祛痰平喘，纳气归肾。

【主治】　一切劳疾，肌劣，喘息不卧，痰涎不食。

【方义方解】　蛤蚧益肾补肺，定喘止嗽；鳖甲潜阳息风，软坚散结；附子、人参补脾益肺，生津止渴，安神益气；柴胡疏肝解郁，升举阳气；干姜温肺化饮；白茯苓宁心安神；白术健脾益气；茴香温肾暖肝；青皮疏肝破气，消积化滞；杏仁祛痰止咳；知母滋阴润燥；贝母清热润肺，化痰止咳；陈皮下气；肉桂行气止痛；甘草益气补中，润肺止咳，调和诸药；半夏燥湿化痰；苍术燥湿健脾；苏木消肿定痛；龙胆草清热利湿。诸药合用，共奏祛痰平喘、纳气归肾之功。

【运用】

1. **加减变化**　有汗，加小麦20粒。
2. **注意事项**　忌劳累，避风寒。

文献摘要

《医方类聚·校点本（第六分册）》："大百劳散：治一切劳疾肌劣，喘息不卧，痰涎不食。"

川芎石膏汤

【方源】 《黄帝素问宣明论方》卷三："治风热上攻头面，目昏眩痛闷，风痰喘嗽，鼻塞口疮，烦渴淋闭，眼生翳膜。清神利头，宣通气血，中风偏枯，解中外诸邪，调理诸病，劳复传染。"

【组成】 川芎、赤芍药、当归、山栀、黄芩、大黄、菊花、荆芥、人参、白术各15克，滑石120克，寒水石60克，甘草90克，桔梗60克，缩砂仁7.5克，石膏、防风、连翘、薄荷叶各30克。

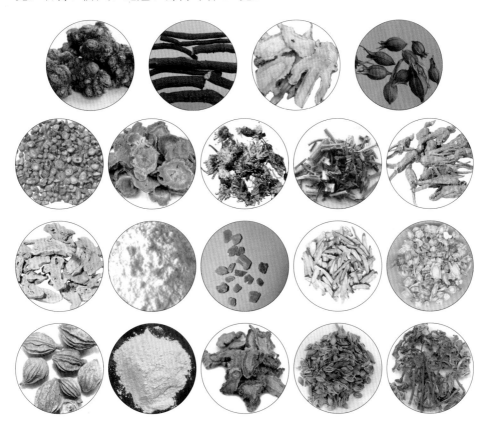

【用法】 上为末，每服6克，水150毫升，煎至90毫升，去滓，食后服；水调亦得。

【功用】 清神利头，宣通气血。解中外诸邪，调理诸病劳复传染。

【主治】 风热上攻头面，目昏眩，痛闷，风痰咳嗽，鼻塞口疮，烦闷淋闭，眼生翳膜，中风偏枯。

【方义方解】 方中用荆、防、薄荷、桔梗，清利头目，疏散风热；用大黄、黄芩、连翘、栀子、滑石、寒水石等大队寒凉之品，清泻内热；攻邪不忘扶正，佐以健脾益气，养血和营之参、术、归、芎等。

【方论精粹】

杨士瀛《仁斋直指方论（附补遗）》："川芎石膏汤治风热上攻，头目昏眩痛闷，风痰喘嗽，鼻塞口疮，烦渴淋闷，眼生翳膜。此药清神爽志，宣通气血，治中风偏枯，解中外诸邪，调理诸病劳复、传染。"

连 翘
药 材 档 案

别名：空壳、落翘、空翘、旱莲子、黄花条。

药材特征：本品呈长卵形至卵形，稍扁，长1.5～2.5厘米，直径0.5～1.3厘米。表面有不规则的纵皱纹及多数突起的小斑点，两面各有1条明显的纵沟。顶端锐尖，基部有小果梗或已脱落。青翘多不开裂，表面绿褐色，突起的灰白色小斑点较少；质硬；种子多数，黄绿色，细长，一侧有翅。老翘自顶端开裂或裂成两瓣，表面黄棕色或红棕色，内表面多为浅黄棕色，平滑，具一纵隔；质脆；种子棕色。多已脱落。气微香，味苦。

性味归经：苦，微寒。归肺、心、小肠经。

功效主治：清热解毒，消肿散结，疏散风热。用于痈疽，瘰疬，乳痈，丹毒，风热感冒，温病初起，温热入营，高热烦渴，神昏发斑，热淋涩痛。

川芎神功散

【方源】　《黄帝素问宣明论方》卷三："治风热上攻，偏正头痛，无问微甚久新，头面昏眩。清神。"

【组成】　川芎 12 克，甘草 3 克，川乌头、吴白芷、天南星、麻黄各 15 克。

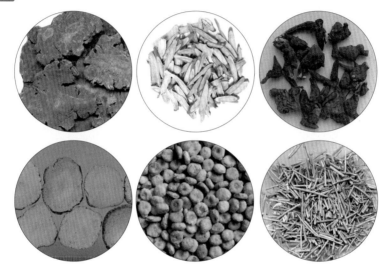

【用法】　上为末，每服 9 克，水 150 毫升，姜 3 片，煎 100 毫升，入清酒半盏，和渣温服，避风，如人行五七里再服，汗出为度，其痛立愈。

【功用】　清神。

【主治】　风热上攻，偏正头疼。

【方义方解】　方中川芎味辛，性温，归肝、胆、心包经，具有活血祛瘀、行气开郁、祛风止痛的功效。甘草味甘，性平，归脾、胃、心、肺经，具有益气补中、缓急止痛、润肺止咳、泻火解毒、调和诸药的功效。川乌味辛、苦，性热，归心、肝、脾、肾经，具有祛风除湿、温经、散寒止痛的功效。白芷味辛，性温，归肺、脾、胃经，具有祛风除湿、通窍止痛、消肿排脓的功效。天南星味苦、辛，性温，归肺、肝、脾经，具有祛风止痉、化痰散结的功效。麻黄味辛、微苦，性温，归肺、膀胱经，具有发汗解表、宣肺平喘、利水消肿的功效。

君	川芎	活血祛瘀、行气开郁、祛风止痛	诸药合用，对外风挟寒、挟痰湿所致之新久头痛、头目晕眩有神功
臣	川乌头	温通而走经络，可祛风化痰，温经止痛，助君药止头痛	
	天南星		
佐	白芷	解表散寒，祛风止痛	
	麻黄		
使	甘草	调和诸药	

天南星

药材档案

别名：虎掌、南星、野芋头、独角莲、虎掌南星。

药材特征：本品呈扁球形，高 1 ~ 2 厘米，直径 1.5 ~ 6.5 厘米。表面类白色或淡棕色，较光滑，顶端有凹陷的茎痕，周

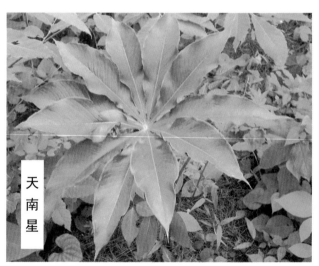

天南星

围有麻点状根痕，有的块茎周边有小扁球状侧芽。质坚硬，不易破碎，断面不平坦。白色，粉性。气微辛，味麻辣。

性味归经：苦、辛，温。有毒。归肺、肝、脾经。

功效主治：散结消肿。外用治痈肿，蛇虫咬伤。

水中金丹

【方源】 《黄帝素问宣明论方》卷十二："治元脏气虚不足，梦寐阴人，走失精气。"

【组成】 阳起石（研）、木香、乳香（研）、青盐各7.5克，茴香（炒）、骨碎补（炒）、杜仲（去皮，生姜炙丝尽）各15克，白龙骨30克（紧者，捶碎，绢袋盛入，豆蒸熟取出，焙干，研），黄戌肾1对（酒适量，煮熟，切作片子，焙），白茯苓30克（与肾为末）。

【用法】 上为细末，酒煮面糊和丸，如皂子大。每服2丸，空腹时用温酒送下。

【功用】 补肾固精，安神定志。

【主治】 元脏气虚，夜梦遗精。

【方义方解】 《素问·六节藏象论》云："肾者主蛰，封藏之本，精之处也。"肾中精气亏虚，固摄失常，则梦寐阴人，走失精气，治当温肾固精，安神定志。黄戌肾血肉有情，补肾益精；白龙骨重镇安神，敛汗固精，《药性论》谓："止梦泄精，梦交，治尿血，虚而多梦纷纭加而用之。"二药补肾，安神，共为君药。茯苓健脾益气，补后天以益先天，宁心安神；骨碎补补肾壮阳，固精缩尿；杜仲补肾强腰，三药为臣。阳起石、茴香温肾助阳；木香理气，乳香行气活血，使补而不滞，共为佐药。青盐，引药入肾，为使药。原方服药时以温酒送下，以酒性辛热，可行药势。诸药合用，共奏补肾固精、安神定志之效。

【运用】

1. **辨证要点** 临床以腰膝酸软，脱发齿松，耳鸣耳聋，精神萎靡，男子精少不育，女子经少经闭，舌体瘦小，脉细无力为辨证要点。

2. **注意事项** 忌房事。

双芝丸

【方源】 《黄帝素问宣明论方》卷十二:"补精气,填骨髓,壮筋骨,助五脏,调六腑。久服注颜不老。"

【组成】 熟干地黄(焙,取末),石斛(去根,酒浸)、五味子(焙)、黄芪(剉)、肉苁蓉(酒浸)、牛膝(酒浸)、杜仲(蜜水浸泛)、菟丝子(酒浸三日,炒)、麋鹿角霜各250克,沉香9克,麝香6克(研),人参、白茯苓(去皮)、覆盆子、干山药、木瓜、天麻(酒浸)、秦艽各30克,薏苡仁(炒)60克。

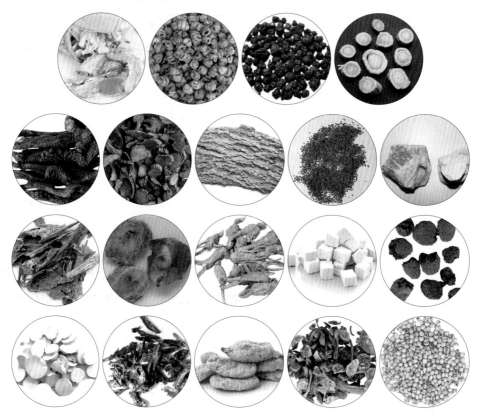

【用法】 上药研末,炼蜜和丸,如梧桐子大,每服20～40丸,温酒、盐汤或米饮送下。

【功用】 补精气,填骨髓,壮筋骨,助五脏,调六腑,久服驻颜不老。

【主治】 诸虚。

【方义方解】 熟干地黄滋肾填精，大补真阴，"补五脏内伤不足，通血脉，益气力"；麋鹿角霜血肉有情之品，峻补精髓，温肾壮阳，二药阴阳并补，温而不燥，滋而不腻，补肾益精益先天，共为君药。黄芪补气健脾，补后天之本；石斛、五味子、肉苁蓉、杜仲、菟丝子滋肾阴，补肾阳，益精血，强壮筋骨，壮先天之根本，共为臣药。覆盆子滋补肝肾，固精缩尿；沉香温肾纳气；人参、茯苓、山药、薏苡仁补气健脾；天麻养血平肝；木瓜、秦艽益筋和血，舒筋活络，祛风胜湿；麝香开窍通闭，又能行血中瘀滞，开经络之壅遏，与诸补益之品相伍，使补而不滞，共为佐药。青盐可引诸药入肾经，为使药。全方诸药配伍，共奏补脾益肾、强筋健骨、舒筋活络之功。本方配伍特点：一是阴阳并补；二是脾肾同调，重在补肾；三是补益之中配以祛风除湿，舒筋活血之品，寓泻于补，补而不滞。年五十而肾阳愈虚者，更加黑子、硫黄、鹿角大辛大热之品，温肾壮阳。

牛膝

药材档案

别名：百倍、牛茎、山苋菜、鸡胶骨、对节莱、怀牛膝。

药材特征：本品呈细长圆柱形，挺直或稍弯曲，长 15～70 厘米，直径 0.4～1 厘米。表面灰黄色或淡棕色，有微扭曲的细纵皱纹、排列稀疏的侧根痕和横长皮孔样的突起。质硬脆，易折断，受潮后变软，断面平坦，淡棕色，略呈角质样而油润，中心维管束木质部较大，黄白色，其外周散有多数黄白色点状维管束，断续排列成 2~4 轮。气微，味微甜而稍苦涩。

性味归经：苦、甘、酸，平。归肝、肾经。

功效主治：逐瘀通经，补肝肾，强筋骨，利尿通淋，引血下行。用于经闭，痛经，腰膝酸痛，筋骨无力，淋证，水肿，头痛，眩晕，牙痛，口疮，吐血，衄血。

比金散

【方源】　《黄帝素问宣明论方》卷三："治伤寒冒风，头目痛，四肢拘卷，鼻塞。"

【组成】　麻黄、白芷、细辛、荆芥穗、菊花、防风、石膏、何首乌、川芎、薄荷、干蝎、草乌头各等份。

【用法】　上为末。每服3克，水150毫升煎，温服；酒、茶亦得。

【功用】　解表散寒，祛风止痛。

【主治】　伤寒冒风，头目痛，四肢拘急，鼻塞。

【方义方解】　方中麻黄、白芷、细辛、防风解表散寒；川芎祛风止痛；草乌止痛；薄荷疏风；石膏清热；首乌养血。诸药合用，解表散寒，祛风止痛。

菊花

【运用】

1. **辨证要点**　临床以头痛鼻塞、四肢拘急为辨证要点。

2. **加减变化**　若头痛以巅顶或两侧痛甚，可重用川芎；若前额痛甚，可重用白芷。

【方论精粹】

　　《刘完素医学全书》："伤寒之证，头项病疼、腰脊强、身体拘急、恶寒不烦躁、无自汗，或致头面目疼、肌热鼻干，或胸满而喘、手足指末微厥，脉浮数而紧者，邪在表。以上伤寒之证，皆宜麻黄汤。以发其汗。伤寒冒风，头目痛，四肢拘倦，比金散，不若通用天水散或双解散之类甚佳，无使药不中病，而一加害也。白虎汤合凉膈散。乃调理伤寒之上药，伤风甚妙。"

分肢散

【方源】 《黄帝素问宣明论方》卷十四："治小儿卒风,大人口眼㖞斜,风涎裹心,惊痫天吊,走马喉痹,急惊,一切风热等疾。"

【组成】 巴豆(不出油)、芒硝各15克,大黄30克。

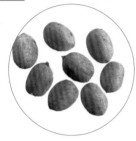 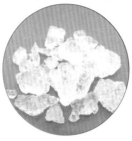 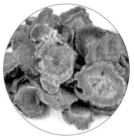

【用法】 先研大黄为末,后入巴豆霜、芒硝,共研为细末。1次1.5克,热茶送服。

【功用】 祛痰利窍,通腑泄热。

【主治】 小儿卒风,大人口眼㖞斜,风涎裹心,惊痫天吊,走马喉痹,急惊,一切风热等疾。

【方义方解】 风热炽盛,痰涎蒙心,可致诸证。本方用辛热之巴豆与苦寒之大黄、芒硝同用,则能吐泻并作,共除风热痰涎。风热祛,痰涎除,则诸症悉愈。

君	大黄	泻热毒,荡涤痰热	诸药合用,共奏祛痰利窍、通腑泄热之功
臣	巴豆	泻积逐痰通窍,其辛热之性又能缓大黄之苦寒	
佐	芒硝	软坚泄热	

开结妙功丸

【方源】 《黄帝素问宣明论方》卷七:"治怫热内盛,痃癖坚积,肠结,癥瘕积聚,疼痛胀闷,作发有时,三焦壅滞,二肠闭结,胸闷烦心不得眠,咳喘哕逆不能食;或风湿气两腿为肿胀,黄瘦,眼涩昏暗,一切所伤心腹暴痛,肝肾躁郁,偏正头疼,筋脉拘痪,肢体麻痹,走着疼痛,头目昏眩,中风偏枯,邪气上逆,上实下虚,腰膝麻木,不通气血。"

【组成】 荆三棱(炮)、茴香(炒)各30克,川乌头120克,神曲、麦芽、大黄(好醋半升熬成稠膏。不破坚积,不须熬膏)各30克,干姜6克,巴豆(破坚积用四个)2个,半夏15克,肉桂6克,牵牛90克。

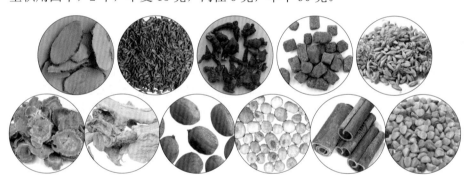

【用法】 上为末,膏为丸,如小豆大。每服10~15丸,生姜汤送下;温水、冷水亦得。或心胃间稍觉药力暖性,却减丸数,以加至快利三五行,以意消息,病去为度。

【功用】 宣通气血,消酒进食,解积。

【主治】 痃癖坚积,肠结,癥瘕积聚,疼痛胀闷。

【方义方解】 本方证是因郁热内盛,阻遏阳气,气血不通所致。治当宣通气血,开壅散结。方用大黄、牵牛子、巴豆泻热通便;茴香、肉桂、川乌、干姜辛散助阳;半夏辛行温散,功善开郁散结,配以生姜可制其毒性;三棱活血行气,消积止痛;神曲、麦芽健脾消食。诸药合用,以成宣通气血、开塞散结之剂。

白术木香散

【方源】　《黄帝素问宣明论方》卷八："治喘嗽肿满，欲变成水病者。不能卧，不敢食，小便闭者。"

【组成】　白术、木猪苓（去皮）、赤茯苓、甘草、泽泻各15克，木香、槟榔各9克，陈皮（去白）60克，肉桂6克，滑石90克。

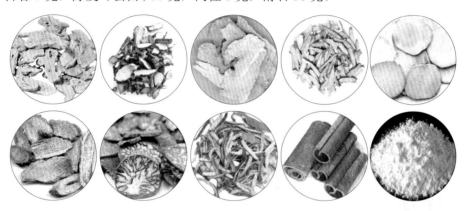

【用法】　上为末。每服15克，水150毫升，加生姜3片，同煎至100毫升，去滓，食后温服。

【功用】　和脾行湿。

【主治】　喘嗽肿满，欲变成水病者，不能卧，不能食，小便闭。

【方义方解】　本方以五苓散为底方，温脾行水。重用泽泻为君，利水渗湿；臣以茯苓、猪苓助君药利水渗湿；佐以白术补气健脾以运化水湿，合茯苓既可彰健脾制水之效，又可奏输津四布之功。《素问·灵兰秘典论》："膀胱者，州都之官，津液藏焉，气化则能出矣。"膀胱之气化有赖于阳气的蒸腾，故又佐以肉桂温阳化气以助利水，并可辛温发散以祛表邪，一药而表里兼治。加滑石清利湿热，佐陈皮、槟榔，利气破滞，配木香、甘草，和中通滞。诸药相配伍，共奏淡渗利湿、健脾助运、温阳化气、解表散邪之功。

君	泽泻	利水渗湿	
臣	茯苓	助君药利水渗湿	
	猪苓		
佐	白术	补气健脾以运化水湿	诸药相配伍，共奏和脾行湿之功
	肉桂	温阳化气以助利水，并可辛温发散以祛表邪	
	滑石	清利湿热	
	陈皮	利气破滞	
	槟榔		
使	木香	和中通滞	
	甘草		

文献摘要

1.张从正《儒门事亲》："湿治法：湿淫于内，治以苦热，佐以咸淡，以苦燥之，以淡泄之。"

2.《脉诀举要》："水肿之证，有阴有阳，察脉观色，问证须详。阴脉沉迟，其色青白，不渴而泻，小便青涩。脉或沉数，色赤而黄，燥粪赤溺，兼渴为阳。"

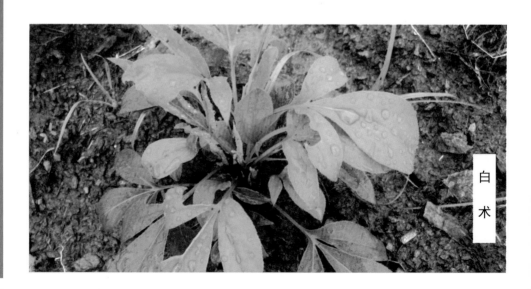

白术

白术调中汤

【方源】 《黄帝素问宣明论方》卷十二："治中寒，痞闷急痛，寒湿相搏，吐泻腹痛，上下所出水液，澄澈清冷，谷不化，小便清白不涩，身凉不渴，本末不经有见阳热证，其脉迟者是也。此因饮食冷物过多，阴盛阳衰，而为寒也。或冷热相击，而反阳气怫郁，不能宣散，怫热内作，以成热证者，不可亦言为冷。当以脉证别之。夫湿热吐泻，常见阳脉，若亡液气虚，亦能反见诸阴脉也，当以标本之不同别之。或热证误服此白术调中汤，温药也能开发，阳气宣通而愈，别无加害。无问久新，并宜服之。或有口疮目疾孕妇等吐泻者，以畏干姜、肉桂，不服。"

【组成】 白术、茯苓（去皮）、陈皮（去白）、泽泻各 15 克，干姜（炮）、肉桂（去皮）、缩砂仁、藿香各 3 克，甘草 30 克。

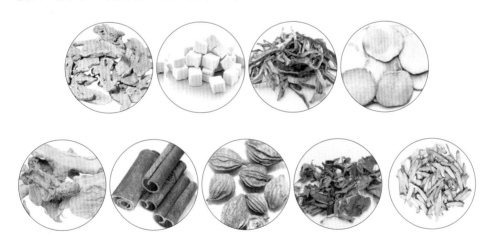

【用法】 上为末，每服 9 克，白汤化蜜少许调下，一日三次。炼蜜为丸，每 30 克作 10 丸，名白术调中丸。小儿一服分三服。

【功用】 温中健脾，化湿和胃。

【主治】 中寒，痞闷急痛，寒湿相搏，吐泻腹痛，上下所出水液澄澈清冷，谷不化，小便清白不涩，身凉不渴，或虽有阳热证，其脉迟者。

【方义方解】 本方主治证为脾胃虚寒，运化不行，寒湿停滞，升降悖逆者。方中白术为君，健脾补中，燥湿利水。茯苓健脾补中，利水渗湿；干姜温中回阳，散寒止痛；肉桂补火助阳，散寒止痛；甘草重用，益气补中，缓急和里，均为臣药。佐以泽泻利水渗湿止泻；藿香化湿和胃止呕；砂仁、陈皮理气调中，化湿醒脾。蜂蜜为引，补虚缓急。全方配伍，

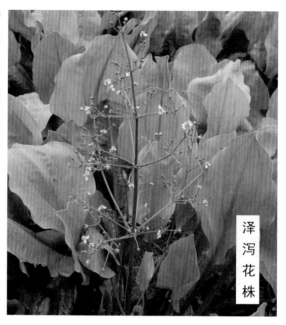

泽泻花株

既健脾祛湿，又温中散寒；但干姜、肉桂用量当加大，而砂仁、藿香用量亦恐力不能及。

【运用】

1. **加减变化** 若中虚甚者，可加人参、黄芪等；里寒重者，当加附子、吴茱萸等药。

2. **现代运用** 腹急痛，吐泻，类似急性肠胃炎症。

3. **注意事项** 或有口疮、目疾、孕妇等吐泻者，以畏干姜、肉桂，不服。

文献摘要

张从正《儒门事亲》："夫男子妇人，骨蒸热劳，皮肤枯干，痰唾稠粘，四肢疼痛，面赤唇干烦躁，睡卧不宁，或时喘嗽，饮食少味，困弱无力，虚汗黄瘦等疾，《内经》曰：男子因精不足而成；女子因血不流而得也。可先以茶调散轻涌讫；次以导水禹功散，轻泻药三、两行；后服柴胡饮子、桂苓甘露散、搜风丸、白术调中汤、木香槟榔丸、人参犀角散之类，量虚实选而用之。如咯血、吐血、便血，此乃亡血也，并不宜吐，吐之则神昏。"

白术黄芪散

【方源】 《黄帝素问宣明论方》卷九："治五心烦,自汗,四肢痿劣,饮食减少,肌瘦昏昧。"

【组成】 白术、黄芪、当归、黄芩(去皮)、芍药各 15 克,石膏、甘草各 60 克,茯苓、寒水石各 30 克,肉桂 3 克,人参、川芎各 9 克。

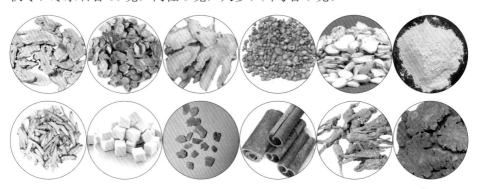

【用法】 上为末。每服 9 克,水 150 毫升,煎至 90 毫升,去滓,食前温服,一日三次。

【功用】 清热燥湿,泻火解毒,补血活血,除烦止咳,温中散寒,益气补中。

【主治】 五心烦热,自汗,四肢痿劣,饮食减少,肌瘦昏昧。

【方义方解】 本方证因气血亏虚所致。当以益气养血,甘温除热为法。方用人参、黄芪、白术、茯苓、甘草补气健脾;当归、芍药、川芎补血调血;少用肉桂以鼓舞气血生成;配伍寒凉之黄芩、石膏、寒水石以清热泻火。本方实为四君子汤合四物汤加味而成,共奏益气养血、甘温除热之功。

【运用】

1. **辨证要点** 临床以自汗,少言懒言,倦怠乏力,五心烦热,形体消瘦,脉虚缓为辨证要点。

2. **现代运用** 现可用于肺炎恢复期。

白药子散

【方源】 《黄帝素问宣明论方》卷十四："治一切疳眼烂目生翳，眼内外障，赤疾，并小儿吐利疳泻。"

【组成】 白药子30克，甘草15克。

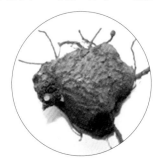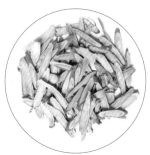

【用法】 上为末。用猪肝一叶，批开掺药15克，水200毫升，煮熟，食后服。

【功用】 清热解毒，凉血消痰，止痛生肌。

【主治】 一切疳眼赤烂，目生翳膜，内外障疾，并小儿吐痢。

【方义方解】 方中白药子辛凉，具有清热解毒、凉血止血的功效，主治咽喉肿痛，腹痛，泻痢，吐血，衄血，外伤出血；甘草味甘性平，生用药性偏凉，可助白药子清热解毒之力，另一方面，白药子有小毒，与其同用，可缓解药物毒性。猪肝补血养血明目。

君	白药子	辛凉，清热解毒，凉血止血	
臣	甘草	味甘性平，可助白药子清热解毒之力	诸药合用，共成清热健脾、养肝明目之剂
佐	猪肝	补血养血明目	
使	甘草	调和诸药	

卢同散

【方源】 《黄帝素问宣明论方》卷九："卢同散治男子、妇人，一切咳嗽喘急。"

【组成】 款冬花、井泉石、鹅管石、钟乳石、肉桂、甘草、白矾、佛耳草各等份。

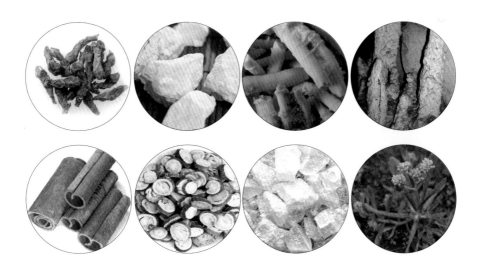

【用法】 上为末。每服3克，竹筒子吸吃，一日三次。

【功用】 温肺化痰，止咳平喘。

【主治】 男子妇人一切咳嗽喘急。

【方义方解】 款冬花、佛耳草、白矾化痰止咳；鹅管石、钟乳石疗虚劳咳喘；肉桂利肺气而止咳；井泉石治热咳，共收化痰止咳之效。

君	鹅管石	温肺补肺，止咳平喘	诸药合用，以成温肺化痰、止咳平喘之剂
	钟乳石		
臣	佛耳草	祛痰止咳平喘	
	肉桂	利肺气而止咳	
佐	款冬花	润肺下气，化痰止咳	
	白矾	酸苦涌泻以祛痰饮	
	井泉石	性寒清热，治热咳	
使	甘草	调和诸药	

原方选论

《黄帝素问宣明论方》："卢同散治男子、妇人，一切咳嗽喘急。款冬花、井泉石、鹅管石、钟乳石、肉桂、甘草、白矾、佛耳草各等分。上为末，每服一钱，竹筒子吸吃，日三服，立效。"

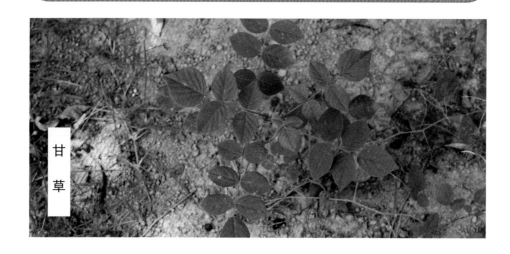

甘草

瓜蒂神妙散

【方源】　《黄帝素问宣明论方》卷三："治头目昏眩，偏正头痛等。"

【组成】　焰硝、雄黄、川芎、薄荷叶、苍耳子、藜芦各0.3克，天竺黄（如无，以郁金代之）4.5克。

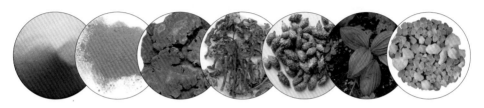

【用法】　上药共研为细末。含水，搐鼻中0.3克。

【功用】　祛痰开窍，清利头目。

【主治】　头目昏眩，偏正头痛。

【方义方解】　方中硝石、雄黄、藜芦可解诸毒；川芎祛风止痛；薄荷合苍耳子祛风散热，清利头目，解毒杀虫；天竺黄清热化痰。诸药合用可祛痰清热，疏风止痛，主治头痛目眩。

【运用】

　　1. **辨证要点**　临床以头痛，头晕目眩，面赤口苦，舌红、苔黄腻，脉弦滑为辨证要点。

　　2. **注意事项**　体虚之人慎用。

【方论精粹】

　　王肯堂《证治准绳》："瓜蒂神妙散治偏正头目昏眩，及偏正头痛。焰硝、雄黄、川芎、薄荷叶、道人头（即苍耳子）、藜芦各一分，天竺黄一钱半。右为细末，含水，鼻中搐一字，神验。"

防风天麻散

【方源】 《黄帝素问宣明论方》卷三："治风麻痹走注，肢节疼痛，中风偏枯，爆音不语，内外风热壅滞，解昏眩。"

【组成】 防风、川芎、天麻、羌活、香白芷、草乌头、白附子、荆芥穗、当归（焙）、甘草各15克，滑石60克。

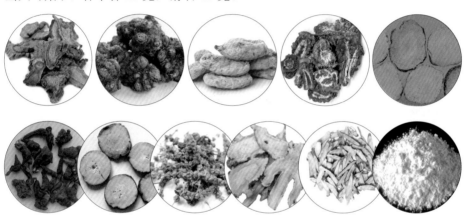

【用法】 上为末。热酒化蜜少许，调1.5克，加至3克，觉药力运行微麻为度。或炼蜜为丸，如弹子大。每服一丸或半丸，热酒化下；细嚼，白汤化下亦得。

【功用】 散郁结，宣通气血，解昏眩。

【主治】 风湿麻痹走注，肢节疼痛，中风偏枯，或暴喑不语，内外风热壅滞昏眩。

【方义方解】 本方防风、天麻祛风胜湿，宣痹通络，为君药；草乌头、羌活祛风除湿，通达经络，舒利关节，为臣药；白芷、荆芥穗祛风胜湿，滑石淡渗利湿，白附子祛风通络；川芎、当归行气血，止疼痛。寓"祛风先治血，血行风自灭"之义，俱为佐药。甘草调和诸药，为使。诸药合用，共收祛风除湿、通络止痛之效。

君	防风	祛风胜湿，宣痹通络	诸药合用，共收祛风除湿、通络止痛之效
	天麻		
臣	草乌头	祛风除湿，通达经络，舒利关节	
	羌活		
佐	白芷	祛风胜湿	
	荆芥穗		
	滑石	淡渗利湿	
	白附子	祛风通络	
	川芎	行气血，止疼痛	
	当归		
使	甘草	调和诸药	

【运用】

1. **加减变化** 如甚者，更服防风通圣散。

2. **注意事项** 热势太甚及目疾口疮、咽喉肿痛者，不宜服之。

【方论精粹】

1. 汪昂《医方类聚》："防风天麻散：宣明论治风，麻痹走注，肢节疼痛，中风偏枯，或爆音（南北经验方、袖珍方）暴喑不语，内外风热壅滞，解昏眩。"

2.《中药学》："若经络气血空虚，中风偏枯、暴喑不语者，常与羌活、天麻、防风、白附子等同用，如《宣明论方》防风天麻散。"

桂苓白术丸

【方源】 《黄帝素问宣明论方》卷九："消痰逆，止咳嗽，散痞满壅塞，开坚结痛闷，推进饮食，调和脏腑。无问寒湿湿热，呕吐泻痢，皆能开发，以令遍身流湿润燥，气液宣平而愈。解酒毒，疗肺痿劳嗽，水肿腹胀。泻利不能止者，服之利止为度，随证调之。"

【组成】 楝桂、干生姜各3克，茯苓（去皮）、半夏各30克，白术、橘皮（去白）、泽泻各15克。

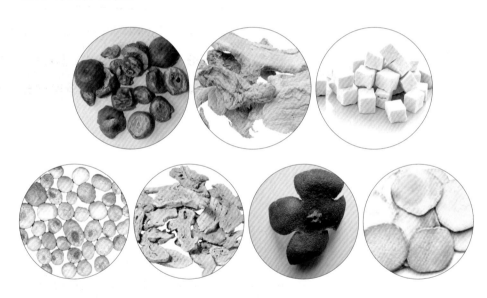

【用法】 上为末，面糊为丸，如小豆大。每服20～30丸，用生姜煎汤送下，日三服。病在膈上，食后；在下，食前；在中，不计时候。

【功用】 消痰止咳，散痞开结，健脾利水。

【主治】 痰饮咳嗽，胸腹痞满，水肿腹胀，呕吐泄泻。

【方义方解】 本方即苓桂术甘汤合五苓散加减而成。方用姜、桂温中，苓、术、泽泻健脾利湿，半夏、橘皮燥湿行气。诸药合用，燥湿化痰，温阳化饮之功显著。

【方论精粹】

张元素《医学启源》："桂苓白术丸治痰逆咳嗽，痞满闷痛，少食，呕吐，泄利；及肺痿劳嗽，水肿腹胀等症方。桂枝、干姜各一分，茯苓、半夏各一两，白术、陈皮、泽泻各半两。研末，糊丸如小豆大。每二三十丸，生姜汤下。并解酒毒。"

白 术

药材档案

别名：于术、山连、浙术、冬白术、山姜、天蓟。

药材特征：本品为不规则的肥厚团块，长3～13厘米，直径1.5～7厘米。表面灰黄色或灰棕色，有瘤状突起及断续的纵皱和沟纹，并有须根痕，顶端有残留茎基和芽痕。质坚硬不易折断，断面不平坦，黄白色至淡棕色，有棕黄色的点状油室散在；烘干者断面角质样，色较深或有裂隙。气清香，味甘、微辛，嚼之略带黏性。

性味归经：苦、甘，温。归脾、胃经。

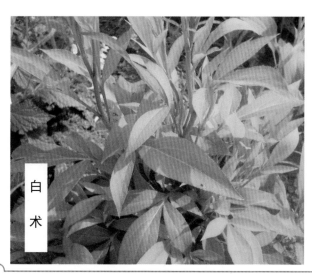

白术

功效主治：健脾益气，燥湿利水，止汗，安胎。用于脾虚食少，腹胀泄泻，痰饮眩悸，水肿，自汗，胎动不安。土白术健脾，和胃，安胎。用于脾虚食少，泄泻便溏，胎动不安。

菊叶汤

【方源】　《黄帝素问宣明论方》卷三："治一切风，头目昏眩，呕吐，面目浮肿者。"

【组成】　菊花（去梗）、羌活、独活、旋覆花、牛蒡子、甘草各等份。

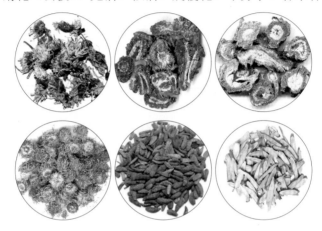

【用法】　上为细末。每服6克，以水150毫升，加生姜3片，同煎至100毫升，去滓温服，食后。

【功用】　祛风胜湿。

【主治】　外感风邪，头目昏眩，呕吐，面目浮肿。

【方义方解】　菊花疏风清热，牛蒡子清热解毒，配以辛温之羌活、独活祛风除湿，旋覆花以化痰降气，甘草调和药性。故本方可用于风热痰郁之眩晕。

【方论精粹】

　　《中药学》："菊花与羌活、独活、旋覆花等配伍，可用于治疗风邪外袭，面目浮肿，头目昏眩，甚则呕吐之症，如《黄帝素问宣明论方》菊叶汤。"

黄药子散

【方源】　《黄帝素问宣明论方》卷十一："治月事不止，烦渴闷乱，心腹急痛，肢体困倦，不美饮食。"

【组成】　黄药子、当归、芍药、生地黄、黄芩、人参、白术、知母、石膏、甘草各50克，川芎、桔梗各0.5克，紫菀、槐花子、柴胡各0.75克。

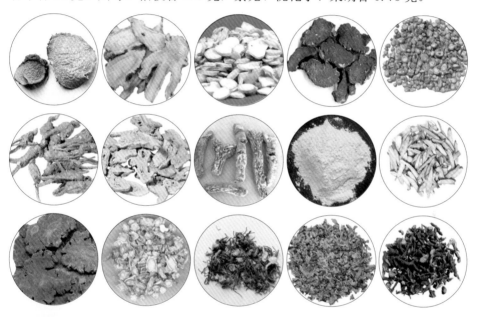

【用法】　水煎服。

【功用】　补气养血，凉血止血。

【主治】　月事不止，烦渴闷乱，心腹急痛，肢体困倦，不美饮食。

【方义方解】　本方治疗脾虚血热之月经过多，甚崩中漏下。素体蕴热偏盛，或五志过极化火，或恣食温补辛辣之品，或外邪入里化热，均致邪热内盛，热扰冲任，迫血妄行，加之脾气不足，固摄无权，则月事不止；热结上中二焦，则心腹满痛；热灼津伤，下血易耗血，津不上乘则烦渴闷乱；脾虚失运，则肢体困倦，不美饮食。治当清热凉血，固冲止血。黄药子为君，凉血清热解毒，《本草汇言》谓其"解毒凉血最验，古人于外科、血证两方尝用"。生地黄清热凉血止血，养阴生津；芍药清热养血益阴；当归养血活血，共为臣药。黄芩、石膏、知母清热泻火；槐花子清肝泻火，凉血止血；人参、白术、甘草健脾益气，固冲止血；川芎下行血海，行气活血止痛；紫菀润肺下气；柴胡疏肝理气；桔梗开宣肺气，三药畅气开胸，以上共为佐药。甘草调和诸药，兼以为使。诸药合用，共奏清热凉血、固冲止血之效。

黄 芩
药材档案

别名：宿肠、腐肠、条芩、子芩、黄金茶根、土金茶根。

药材特征：本品呈圆锥形，扭曲，长 8 ～ 25 厘米，直径 1 ～ 3 厘米。表面棕黄色或深黄色，有稀疏的疣状细根痕，上部较粗糙，有扭曲的纵皱或不规则的网纹，下部有顺纹和细皱。质硬而脆，易折断，断面黄色，中心红棕色；老根中心呈枯朽状或中空，暗棕色或棕黑色。气微，味苦。

栽培品较细长，多有分枝。表面浅黄棕色，外皮紧贴，纵皱纹较细腻。断面黄色或浅黄色，略呈角质样。味微苦。

性味归经：苦，寒。归肺、胆、脾、大肠、小肠经。

功效主治：清热燥湿，泻火解毒，止血，安胎。用于湿温、暑湿，胸闷呕恶，湿热痞满，泻痢，黄疸，肺热咳嗽，高热烦渴，血热吐衄，痈肿疮毒，胎动不安。

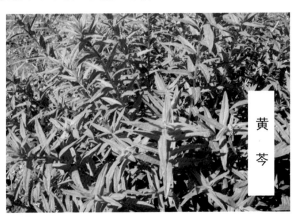

黄芩

葶苈木香散

【方源】 《黄帝素问宣明论方》卷八："治湿热内外甚，水肿腹胀，小便赤涩，大便滑泄。"

【组成】 葶苈子、茯苓（去皮）、猪苓（去皮）、白术、肉桂各0.3克，木香1.5克，泽泻、木通、甘草各15克，滑石90克。

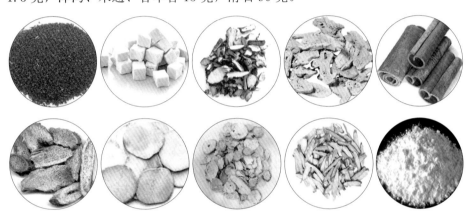

【用法】 上为末，每服9克，白汤调下，食前。若小便不得通利，而反转泄者，此乃湿热痞闷极深，而攻之不开，是能反为狂泄，此正气已衰，而多难救也，慎不可攻之。

【功用】 下水湿，消肿胀，止泄泻，利小便。

【主治】 湿热内外甚，水肿腹胀，小便赤涩，大便滑泄。

【方义方解】 本方证是因水热互结、气化不利所致。治当清热利湿。方中重用甘寒之滑石为君，利水，清热，两善其功。臣以性寒之葶苈子、泽泻、木通以利水，泄热。茯苓、猪苓淡渗利水，协助君臣利水消肿；白术协茯苓健脾以运化水湿；肉桂温阳化气以助利水；木香行气，使气化则湿化，以上诸药均为佐药。使以甘草调和药性。诸药合用，以成清热利湿之剂。

焚香透膈散

【方源】 《黄帝素问宣明论方》卷九："焚香透膈散，治一切劳，咳嗽壅滞，胸膈痞满。雄黄，佛耳草，鹅管石，款冬花各等份。上为末，每服用药一钱，安在香炉子上焚着，以开口吸烟在喉中，立效。"

【组成】 雄黄、佛耳草、鹅管石、款冬花各等份。

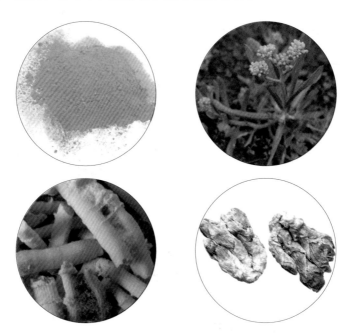

【用法】 上为末。每用药3克，放香炉上焚烧令烟出，开口吸烟在喉中。

【功用】 宽胸利膈，止咳平喘。

【主治】 劳嗽，胸膈壅滞痞满。

【方义方解】 本证因痰饮停肺，阻遏肺阳，肺气壅滞所致。治当温肺化痰以止咳。方用鹅管石温肺补肺；佛耳草温肺祛痰，止咳平喘；款冬花润肺化痰平喘止咳；雄黄燥湿祛痰。四药相合，共奏温肺化痰止咳之效。

雷岩丸

【方源】 《黄帝素问宣明论方》卷十四："治男子妇人肝经不足，风邪内乘上攻，眼暗泪出，羞明怕日，多见黑花，生障遮睛，睑生风粟，或痒或痛，隐涩难开，兼久患偏正头疼，牵引两目，渐觉细小，视物不明。皆因肾水不能溉济于肝木。此药久服，大补肾脏，添目力。"

【组成】 肉苁蓉、牛膝、巴戟天（酒浸1宿，去皮心）、黑附子（青盐6克，以河水3升同煮水尽为度，去皮脐）各30克，菊花、枸杞子各60克，川椒（去目）90克。

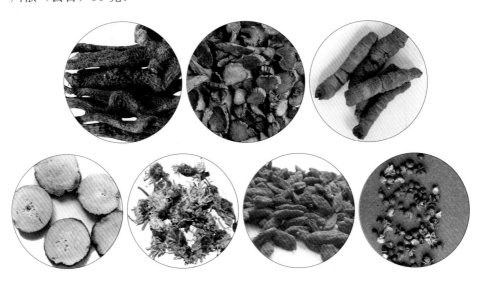

【用法】 上为末，原浸药酒煮面糊为丸，如梧桐子大。每服10丸，空心酒送下。

【功用】 久服大补肾脏，添目力。

【主治】 肾水不能溉济于肝，肝经不足，风邪内乘，上攻眼目，泪出，畏光明怕日，多见黑花，生障，翳膜遮睛，睑生风粟，或痒或痛，隐涩难开；及久患偏正头痛，牵引两目，渐觉细小，视物不明者。

【方义方解】 本方所治诸证"皆因肾水不能溉济于肝木",肾虚精亏,水不涵木,则目失所养,复风热外感,循经上攻则见畏光流泪,睑生风粟,或痒或痛,翳膜遮睛等。治疗当滋补肝肾,祛风明目。枸杞子滋补肝肾,养阴明目,"善能治目,非治目也,能壮精益神,神满精足,故治目有效"(《本草汇言》),为君药。肉苁蓉补肾阳,益精血;牛膝补肝肾,引热下行;菊花疏散风热,明目退翳,三药共为臣药。肾为"水火之脏",元阴元阳互济互根,佐以附子、巴戟天、花椒补肾助阳,以阳中求阴,共为佐药。酒辛散上行,以之送服,助药力上行,为使药。本方阴阳并补,使肾精得充,水能涵木;标本兼顾,补益肝肾治其本,祛风明目治其标。

附 子

药材档案

别名:五毒、铁花。

药材特征:盐附子:呈圆锥形,长 4 ~ 7 厘米,直径 3 ~ 5 厘米。表面灰黑色,被盐霜,顶端有凹陷的芽痕,周围有瘤状突起的支根或支根痕。体重,横切面灰褐色,可见充满盐霜的小空隙及多角形形成层环纹,环纹内侧导管束排列不整齐。气微,味咸而麻,刺舌。

黑顺片:为纵切片,上宽下窄,长 1.7 ~ 5 厘米,宽 0.9 ~ 3 厘米,厚 0.2 ~ 0.5 厘米。外皮黑褐色,切面暗黄色,油润具光泽,半透明状,并有纵向导管束。质硬而脆,断面角质样。气微,味淡。

白附片:无外皮,黄白色,半透明,厚约 0.3 厘米。

性味归经:辛、甘,大热。有毒。归心、肾、脾经。

功效主治:回阳救逆,补火助阳,散寒止痛。用于亡阳虚脱,肢冷脉微,心阳不足,胸痹心痛,虚寒吐泻,脘腹冷痛,肾阳虚衰,阳痿宫冷,阴寒水肿,阳虚外感,寒湿痹痛。

防己丸

【方源】　《黄帝素问宣明论方》卷九:"治肺不足,喘嗽久不已者。调顺气血,消化痰涎。"

【组成】　防己、木香各6克,杏仁9克。

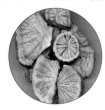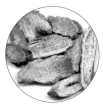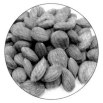

【用法】　上为末,炼蜜为丸,如小豆大。每服20丸,食后煎桑白皮汤送下。如大便秘,加葶苈30克。

【功用】　降肺平喘,利水消肿。

【主治】　肺不足,喘嗽久不已者。

【方义方解】　本方所治为肺失宣降,不能通调水道,湿聚成痰而成。治宜降肺平喘,利水消痰。方中重用杏仁为君,主入肺经,降利肺气,止咳平喘,《本草便读》云其"功专降气,气降则痰消嗽止"。臣以防己,苦寒降利,利水消肿。君臣相伍,可降肺气,平咳喘,祛水湿。木香辛温,通畅气机,使气顺则痰消;煎桑白皮汤下,取其泻肺平喘,利水消肿之效,二药共为佐药。四药合用,共奏降肺平喘、利水消肿之功。

君	杏仁	降利肺气,止咳平喘	四药合用,共奏降肺平喘、利水消肿之功
臣	防己	利水消肿	
佐	木香	通畅气机	
	煎桑白皮汤	泻肺平喘,利水消肿	

导气丸

【方源】　《黄帝素问宣明论方》卷七："导气丸治心胸满闷，胁肋刺痛，不思饮食，常取宽膈，进美饮食。"

【组成】　姜黄、香附子各 120 克，缩砂仁、甘草、莪术 60 克，丁皮、甘松、木香、荆三棱各 30 克，白檀、藿香叶各 15 克。

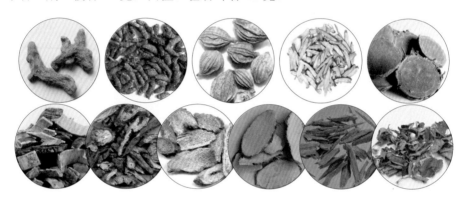

【用法】　上为末，入绿豆粉 60 克，用汤浸蒸饼为丸，如梧桐子大。

【功用】　宽膈进食。

【主治】　心胸满闷，胁肋刺痛，不思饮食。

【方义方解】　本方证是因气血瘀滞所致。治宜活血散瘀，行气止痛。方中姜黄、香附用量最重，其中姜黄辛散温通，既入血分又入气分，活血行气以止痛；香附味辛能行，长于行气止痛，又能宽中消食，二者合用，活血行气止痛，共为君药。莪术、三棱破血行气，消积止痛，以助君药活血散瘀，行气止痛之力，二药常相须为用，为臣药。木香、白檀、甘松行气止痛，亦使气行则血行；丁皮（海桐皮）通经止痛；砂仁、藿香叶气味芳香，化湿醒脾以助运化，以上六味皆为佐药。甘草益气健脾，兼调和药性，为佐使药。综观全方，共奏活血散瘀，行气止痛之功。

导气枳壳丸

【方源】 《黄帝素问宣明论方》卷七："治气结不散，心胸痞痛，逆气上攻。分气逐风，功不可述。"

【组成】 枳壳（去瓤，麸炒）、木通（剉，炒）、青皮（去白）、陈皮（去白）、桑白皮（剉炒）、莱菔子（微炒）、白牵牛（炒）、黑牵牛（炒）、莪术（煨）、茴香（炒）、荆三棱（煨）各等份。

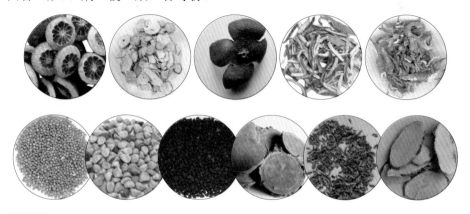

【用法】 上为末，生姜汁打面糊为丸，如梧桐子大。每服 20 丸，煎橘皮汤送下，不拘时候。

【功用】 理气散结，降逆消痞。

【主治】 气结不散，心胸痞痛，气逆上攻。

【方义方解】 本方证为气结不散而致。治当重在行气止痛。然气滞易致血瘀，又可引起水湿停聚，故又当活血、逐水。方中枳壳行气止痛，为君药。青皮、陈皮助君以理气止痛；三棱、莪术长于活血行气，共为臣药。莱菔子行气消胀；黑牵牛、桑白皮逐水祛湿；茴香性温，行气止痛，助牵牛子逐水而无寒凝碍水之患；木通通利小便，可使水湿从小便而去，邪有出路，上五味皆为佐药。诸药配伍，共奏行气止痛，活血逐水之功。

导滞定功丸

【方源】 《黄帝素问宣明论方》卷七："导滞定功丸治一切心腹卒暴疼痛，及胸中不利，消食止逆，定疼痛。"

【组成】 大椒、木香各3克，蝎梢9克，巴豆8个（出油为度）。

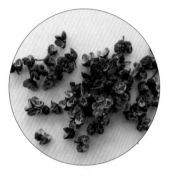
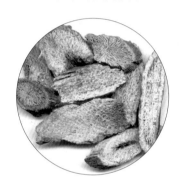
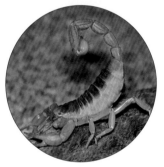
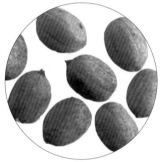

【用法】 上为末，后入巴豆霜研匀，醋面糊为丸，如绿豆大，朱砂为衣。每服5～10丸，淡醋汤送下。

【功用】 消食止逆定痛。

【主治】 一切心腹卒暴疼痛，及胸中不利。

【方义方解】 本方诸证为寒食积滞内停所致。治当消食导滞，温中定痛。方用大椒（即花椒）辛散温燥，功善温中止呕，散寒止痛；巴豆峻下冷积；木香辛行苦泄，行气止痛，健脾消食；蝎梢通络止痛。四药合用，共奏消食导滞、温中定痛之功。

当归人参散

【方源】　《黄帝素问宣明论方》卷十一："当归人参散治产后虚损痿弱，难以运动，疼痛胸满，不思饮食。"

【组成】　当归、白术、黄芩、芍药、大黄、茯苓（去皮）、陈皮各15克，人参、黄芪（剉）、川芎、厚朴（去皮，姜制）、肉桂肉各9克，甘草30克，枳壳（去瓤，麸炒）12克。

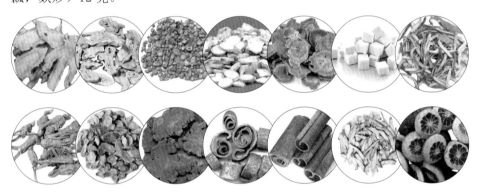

【用法】　上为末。每服9克，水150毫升，加生姜3片，煎至90毫升，去滓温服，不拘时候。如便秘，以此散下和中丸。

【功用】　益气养血。

【主治】　治产后虚损痿弱，难以运动，疼痛胸满，不思饮食。

【方义方解】　当归补血，活血，调经止痛；白术健脾益气，安胎；黄芩安胎；芍药养血和营，缓急止痛；大黄攻积滞，清湿热，泻火，凉血，祛瘀，解毒；茯苓清热除湿，泄浊解毒；陈皮下气，调中，化痰；人参大补元气，补脾益肺，生津止渴；黄芪固表止汗，补气利尿；川芎活血祛瘀，行气开郁；厚朴行气消积，燥湿除满，降逆平喘；肉桂补火助阳，引火归原，散寒止痛，温经通脉；甘草益气补中，缓急止痛，调和诸药；枳壳理气宽胸，行滞消积。诸药合用，共奏补虚止痛、健脾开胃之功。

当归龙骨丸

【方源】 《黄帝素问宣明论方》卷十一："治月事失常，经水过多，及带下淋漓，无问久新赤白诸证，并产后恶物不止，或孕妇恶露，胎痛动不安，及大人小儿痢泻，并宜用之。"

【组成】 当归、芍药、黄连、染槐子、艾叶（炒）各15克，龙骨、黄柏各30克，茯苓15克，木香0.3克。

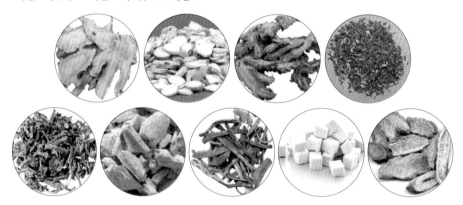

【用法】 上为末，滴水为丸，如小豆大。每服30～40丸，食前温水饮送下，一日3～4次。

【功用】 清热凉血，调冲止血。

【主治】 月事失常，经水过多；带下淋漓，无问久新赤白诸症；并产后恶物不止，或孕妇恶露，胎痛动不安，及大人小儿痢泻。

【方义方解】 阴虚内热，或气郁化火等，损伤冲任，迫血妄行，则经水过多或恶露不止，或胎动不安；阴虚有热，下焦感受湿热之邪，损及任带，约固无力，则带下淋漓。治当养阴清热，收敛固涩。黄柏苦寒，泻火坚阴，清热燥湿；龙骨收敛固涩，《日华子本草》谓其"止泻痢，渴疾，怀孕漏胎，肠风下血，崩中带下"，二药相伍，标本兼顾，共为君药。当归养血活血；芍药敛阴益血养肝；黄连清热燥湿，共为臣药。染槐子凉血止血，清泻相火；茯苓健脾渗湿；木香理气止痛，使补涩而不壅滞；艾叶温经止血安胎，防方中诸药寒凉凝血之弊，共为佐药。诸药配伍，养阴清热凉血，清热祛湿以治本，收敛固涩以治标，标本同治，以治本为主；补益收敛与辛散行气之药相伍，补涩而不恋邪，共奏清热滋阴、收敛固涩之功。

【方论精粹】

吴谦等《医宗金鉴·妇科心法要诀》："经水过多，清稀浅红，乃气虚不能摄血也。若稠粘深红，则为热盛有余。或经之前后兼赤白带，而时下臭秽，乃湿热腐化也。若形清腥秽，乃湿瘀寒虚所化也。"

黄 连

药材档案

别名：味连、支连、王连、云连、雅连、川连。

药材特征：味连：多集聚成簇，常弯曲，形如鸡爪，单枝根茎长3～6厘米，直径0.3～0.8厘米。表面灰黄色或黄褐色，粗糙，有不规则结节状隆起、须根及须根残基，有的节间表面平滑如茎秆，习称"过桥"。上部多残留褐色鳞叶，顶端常留有残余的茎或叶柄，质硬，断面不整齐，皮部橙红色或暗棕色，木部鲜黄色或橙黄色，呈放射状排列，髓部有的中空。气微，味极苦。

雅连：多为单枝，略呈圆柱形，微弯曲，长4～8厘米，直径0.5～1厘米。"过桥"较长。顶端有少许残茎。

云连：弯曲呈钩状，多为单枝，较细小。

性味归经：苦，寒。归心、脾、胃、肝、胆、大肠经。

功效主治：清热燥湿，泻火解毒。用于湿热痞满，呕吐吞酸，泻痢，黄疸，高热神昏，心火亢盛，心烦不寐，心悸不宁，血热吐衄，目赤，牙痛，消渴，痈肿疔疮；外治湿疹，湿疮，耳道流脓。酒黄连善清上焦火热。用于目赤，口疮。姜黄连清胃和胃止呕。用于寒热互结，湿热中阻，痞满呕吐。萸黄连舒肝和胃止呕。用于肝胃不和，呕吐吞酸。

当归地黄汤

【方源】 《黄帝素问宣明论方》卷九："治嗽血衄血，大小便血，或妇人经候不调，月水过多，喘嗽者。"

【组成】 当归、芍药、川芎、白术、染槐子、黄药子各15克，生地黄、甘草、茯苓（去皮）、黄芩、白龙骨各30克。

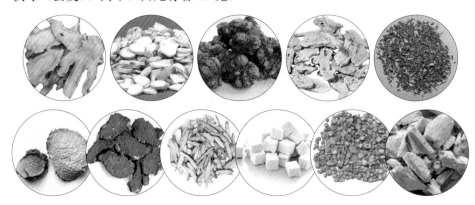

【用法】 上为末。每服9克，水煎，去滓，食前温服。

【功用】 清热凉血，养血止血。

【主治】 嗽血、衄血、大小便血；或妇人经候不调，月水过多，喘嗽者。

【方义方解】 本方证之出血是由血热所致。治当清热凉血，养血止血。方用生地黄苦寒入血，清热凉血；当归养血活血，兼能调经止痛，又治咳逆上气。二药合用，既能清血热，又能补血虚，共为君药。臣以黄芩清热泻火，凉血止血，助生地黄清热凉血；芍药养血和营，可助当归养血之功；配伍白术、茯苓补气健脾，俾脾旺则营血化生有源。佐以染槐子、黄药子凉血止血；白龙骨收敛止血；方中选用多味止血之品，恐血止留瘀，故又佐川芎活血行气，以畅行气血。甘草补气健脾，又调和药性，为佐使之用。诸药合用，共奏清热凉血，养血止血之效。

芍药柏皮丸

【方源】　《黄帝素问宣明论方》卷十："治一切湿热恶痢，气升窘痛，无问脓血，并宜服之。"

【组成】　芍药、黄柏各 30 克，当归、黄连各 15 克。

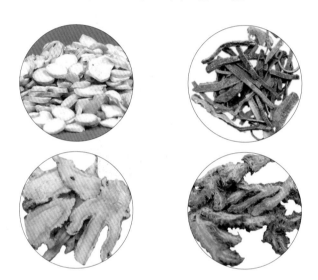

【用法】　上药为末，水丸如小豆大。每服 30 ～ 40 丸，温水下，每日 5 ～ 6 次。忌油腻脂肥发热等物。

【功用】　清热燥湿，养血活血。

【主治】　湿热痢疾，腹痛，里急后重。

【方义方解】　黄柏泻下焦湿热，祛致病之因，为君药。芍药养血益阴，缓急止痛，为臣药。黄连清热燥湿解毒，助黄柏之功；当归养血活血，与芍药配伍，一则行血和血，"行血则便脓自愈"，二则养血益阴，补充下痢耗伤之阴血共为佐药。四药合用，以清热燥湿为主，辅以行血、养血益阴之品，尤为适用于湿热痢疾，兼有阴血损伤者。

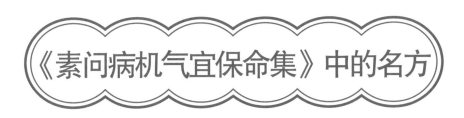

《素问病机气宜保命集》中的名方

防风通圣散

【方歌】

> 防风通圣大黄硝，荆芥麻黄栀芍翘，
> 甘桔芎归膏滑石，薄荷芩术力偏饶，
> 表里交攻阳热盛，外科疮毒总能消。

【方源】　《素问病机气宜保命集》卷中："此为表里、气血、三焦通治之剂，汗不伤表，下不伤里，名曰通圣，极言其用之效耳。"

【组成】　防风、川芎、当归、芍药、大黄、薄荷叶、麻黄、连翘、芒硝各6克，甘草10克，石膏、黄芩、桔梗各12克，滑石20克，荆芥、白术、栀子各3克。

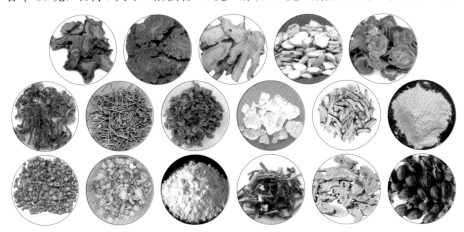

【用法】　上为末，每服二钱（6克），水一大盏，生姜三片，煎至六分，温服。（防风通圣丸，除滑石外，余药粉碎成细粉，过筛，混匀，用水泛丸；另将滑石粉碎成极细粉包衣，打光、干燥。）

【功用】　疏风解表，清热通便。

【主治】　风热壅盛，表里俱实证。憎寒壮热无汗，头目昏眩，目赤睛痛，口苦舌干，咽喉不利，涕唾稠粘，大便秘结，小便赤涩，舌苔黄腻，脉数有力。并治疮疡肿毒，肠风痔漏，鼻赤瘾疹等证。

【方义方解】　防风通圣散为表里双解之剂，方中防风、荆芥、麻黄、薄荷疏风解表，使邪从汗解；桔梗上浮清肺热，主升主出主开；大黄、芒硝泻热通便；山栀、滑石清热利湿，使热从便解；石膏、黄芩、连翘清肺胃之热；川芎、当归、白芍养血活血；白术健脾燥湿，主降主入主合；甘草和中缓急，又能调和诸药。煎药时加生姜，意在和胃，与白术、甘草相配，尚有健脾和胃助运之功。通过以上配伍，使汗不伤表，清、下不伤里，达到疏风解表，泻热通便之效。

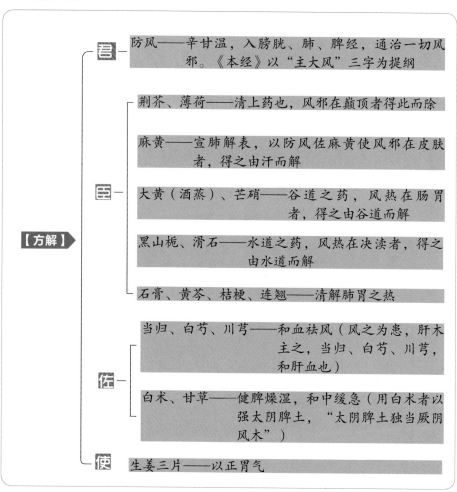

【方解】

君
- 防风——辛甘温，入膀胱、肺、脾经，通治一切风邪。《本经》以"主大风"三字为提纲

臣
- 荆芥、薄荷——清上药也，风邪在巅顶者得此而除
- 麻黄——宣肺解表，以防风佐麻黄使风邪在皮肤者，得之由汗而解
- 大黄（酒蒸）、芒硝——谷道之药，风热在肠胃者，得之由谷道而解
- 黑山栀、滑石——水道之药，风热在决渎者，得之由水道而解
- 石膏、黄芩、桔梗、连翘——清解肺胃之热

佐
- 当归、白芍、川芎——和血祛风（风之为患，肝木主之，当归、白芍、川芎，和肝血也）
- 白术、甘草——健脾燥湿，和中缓急（用白术者以强太阴脾土，"太阴脾土独当厥阴风木"）

使
- 生姜三片——以正胃气

【运用】

1. 辨证要点 本方主治表里俱实证。以憎寒壮热无汗，口苦咽干，二便秘涩，舌苔黄腻，脉数为证治要点。

2. 加减变化 若表证较轻，可酌减解表药之量，或去麻黄；内热不甚者，去石膏；无便秘者，可去芒硝。

3. 现代运用 感冒、头面部疔肿、急性结膜炎、高血压、肥胖症、习惯性便秘、痔疮等，属风热壅盛，表里俱实者，均可治之。

4. 应用注意 虚人及孕妇慎用。

【方论精粹】

1. 王旭高《王旭高医书六种·退思集类方歌注》："此即凉膈散变法，去竹叶、白蜜，而加发表和气血药。荆、防、麻黄、薄荷，发汗而散热搜风，栀子、滑石、硝、黄，利便而降火行水，芩、桔、石膏清肺泻胃，川芎、归、芍养血补肝，连翘散气聚血凝，甘、术能补中燥湿，生姜通彻表里。汗不伤表，下不伤里，名曰通圣，极言其用之效耳。此为表里、气血、三焦通治之剂。"

2. 雷丰《时病论》："此方是河间所制，主治甚多，不能尽述，其药味表里气血皆备，医者不能拘守成方，务宜临时权变。本方除大黄、芒硝名双解散。汪切庵曰：麻、防、荆、薄、川芎以解表，芩、栀、膏、滑、连翘以解里，复有归、芍以和血，甘、桔、白术以调气，故曰双解。"

3. 吴昆《医方考》："风热壅盛，表里三焦皆实者，此方主之。防风、麻黄，解表药也，风热之在皮肤者，得之由汗而泄；荆芥、薄荷，清上药也，风热之在巅顶者，得之由鼻而泄；大黄、芒硝，通利药也，风热之在肠胃者，得之由后而泄；滑石、栀子，水道药也，风热之在决渎者，得之由溺而泄。风淫于膈，肺胃受邪，石膏、桔梗，清肺胃也，而连翘、黄芩，又所以祛诸湿之游火。风之为患，肝木主之，川芎、归、芍，和肝血也，而甘草、白术，又所以和胃气而健脾。刘守真氏长于治火，此方之旨，详且悉哉。"

芍药汤

【方歌】 芍药汤中用大黄，芩连归桂槟草香，
清热燥湿调气血，里急腹痛自安康。

【方源】 《素问病机气宜保命集》卷中："芍药汤：下血调气。经曰：泻
而便脓血，气行而血止。行血则便脓自愈，调气则后重自除。"

【组成】 芍药30克，当归、黄连、黄芩各15克，槟榔、木香、甘草（炙）
各6克，大黄9克，肉桂7.5克。

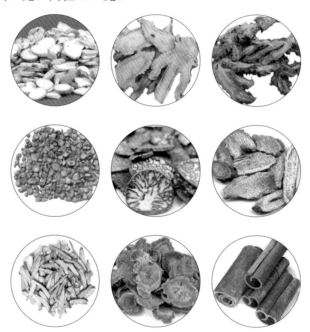

【用法】 每服15克，用水300毫升，煎至150毫升，食后温服。

【功用】 清热燥湿，调气和血。

【主治】 湿热痢疾，腹痛，便脓血，赤白相兼，里急后重，肛门灼热，小便
短赤，舌苔黄腻，脉弦数。

【方义方解】 本方证是由湿热壅滞肠中，气血失调所致。湿热下注大肠，搏结气血，酿为脓血，而为下痢赤白；肠道气机阻滞则腹痛、里急后重；肛门灼热，小便短赤，舌苔黄腻，脉象弦数等俱为湿热内蕴之象。故治宜清热燥湿，调和气血之法。

方中黄芩、黄连性味苦寒，入大肠经，功擅清热燥湿解毒，以除致病之因，为君药。重用芍药养血和营、缓急止痛，配以当归养血活血，体现了"行血则便脓自愈"之义，且可兼顾湿热邪毒熏灼肠络，伤耗阴血之虑；木香、槟榔行气导滞，"调气则后重自除"，四药相配，调和气血，是为臣药。大黄苦寒沉降，合芩、连则清热燥湿之功著，合归、芍则活血行气之力彰，其泻下通腑作用可通导湿热积滞从大便而去，体现"通因通用"之法。方以少量肉桂，其辛热温通之性，既可助归、芍行血和营，又可防呕逆拒药，属佐助兼反佐之用。炙甘草和中调药，与芍药相配，又能缓急止痛，亦为佐使。诸药合用，湿去热清，气血调和，故下痢可愈。

本方立意不在止痢，而重在治其致痢之本。其配伍特点是：气血并治，兼以通因通用；寒热共投，侧重于热者寒之。此方与一般纯用苦寒以治湿热下痢之方不同。

君	黄芩	清热燥湿
	黄连	清热燥湿
臣	芍药	活血止痛
	当归	活血止痛
	木香	行气止痛
	槟榔	下气导滞止痛，疏通水湿
佐	大黄	泻下积滞
	肉桂	使寒凉方凉而不郁 防止药病格拒 温化津液
使	炙甘草	养胃气，调和诸药

【运用】

1. 辨证要点 本方为治疗湿热痢疾的常用方。临床应用以痢下赤白，腹痛里急，苔腻微黄为辨证要点。

2. 加减变化 原方后有"如血痢则渐加大黄；汗后脏毒加黄柏半两"，可资临床参考。本方在运用时，如苔黄而干，热甚伤津者，可去肉桂，加乌梅，避温就凉；如苔腻脉滑，兼有食积，加山楂、神曲以消导；如热毒重者，加白头翁、银花增强解毒之力；如痢下赤多白少，或纯下血痢，加牡丹皮、地榆凉血止血。

3. 现代运用 本方常用于细菌性痢疾、阿米巴痢疾、过敏性结肠炎、急性肠炎等属湿热为患者。

4. 使用注意 痢疾初起有表证者忌用。

【方论精粹】

张秉成《成方便读》："夫痢之为病，固有寒热之分，然热者多而寒者少，总不离邪滞蕴结，以致肠胃之气不宣，酿为脓血稠粘之属。虽有赤白之分，寒热之别，而初起治法皆可通因通用。故刘河间有云：行血则便脓自愈，调气则后重自除，二语足为治痢之大法。"

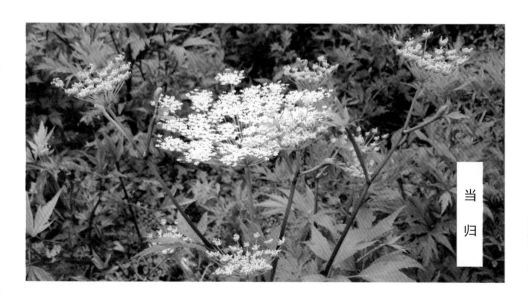

当归

金铃子散

【方歌】　金铃子散止痛方，玄胡酒调效更强，
疏肝泄热行气血，心腹胸肋痛经匡。

【方源】　《素问病机气宜保命集》卷中："治热厥心痛，或发或止，久不愈者，当用金铃子散。"

【组成】　金铃子、延胡索各9克。

【用法】　为细末，每服9克，酒调下。

【主治】　肝郁化火证。心胸胁肋诸痛，时发时止，口苦，舌红苔黄，脉弦数。

【功用】　疏肝泄热，活血止痛。

【方义方解】　本方证因肝郁气滞，气郁化火所致。肝藏血而喜条达，主疏泄，其经脉布两胁、抵少腹、络阴器。肝郁气滞则疏泄失常，血行不畅，故见胸腹胁肋诸痛，或因情志变化而疼痛加剧、时发时止；气郁化火，故见口苦、舌红苔黄、脉弦数。治宜疏肝气，泄肝火，畅血行，止疼痛。方中金铃子（川楝子）苦寒入肝，疏肝气，泄肝火，以治胸腹胁肋疼痛而为君药；玄胡（延胡索）辛苦性温入肝经，能行血中气滞以达行气活血止痛之功，为臣佐之药。二药相配，气行血畅，疼痛自止。

【方解】

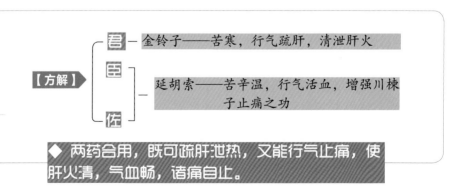

君——金铃子——苦寒，行气疏肝，清泄肝火

臣
佐——延胡索——苦辛温，行气活血，增强川楝子止痛之功

◆ 两药合用，既可疏肝泄热，又能行气止痛，使肝火清，气血畅，诸痛自止。

【运用】

1. **辨证要点** 本方为治疗肝郁化火之胸腹胁肋疼痛的常用方，亦是治疗气郁血滞而致诸痛的基础方。临床应用以胸腹胁肋诸痛，口苦，苔黄，脉弦数为辨证要点。

2. **加减变化** 本方所治疼痛范围甚广，可根据具体病位适当加味。如用于治疗胸胁疼痛，可酌加郁金、柴胡、香附等；脘腹疼痛，可酌加木香、陈皮、砂仁等；妇女痛经，可酌加当归、益母草、香附等；少腹疝气痛，可酌加乌药、橘核、荔枝核等。

3. **现代运用** 本方常用于胃炎、胆囊炎、胃肠痉挛、肋间神经痛、肋软骨炎等属肝郁化火者。

4. **使用注意** 若肝气郁滞属寒者，则不宜单独使用。本方具有活血作用，孕妇慎用。

【方论精粹】

1. 王子接《绛雪园古方选注》："金铃子散，一泄气分之热，一行血分之滞。《雷公炮炙论》云：心痛欲死速觅延胡。洁古复以金铃治热厥心痛。经言诸痛皆属于心，而热厥属于肝逆。金铃子非但泄肝，功专导去小肠膀胱之热；引心包相火下行；延胡索和一身上下诸痛。时珍曰：用之中的，妙不可言。方虽小制，配合存神，确有应手取愈之功，勿以淡而忽之。"

2. 张锡纯《医学衷中参西录》："刘河间有金铃子散，……与延胡索等分，为末服之，以治心腹胁下作疼，其病因由于热者甚效。诚以金铃子能引心包之火及肝胆所寄之相火下行，又佐以延胡索以开通气血，故其疼自止也。"

大秦艽汤

【方歌】 大秦艽汤羌独防，芎芷辛芩二地黄，
石膏归芍苓甘术，风邪散见可通尝。

【方源】 《素问病机气宜保命集》卷中："中风外无六经之形证，内无便溺之阻格，知血弱不能养筋，故手足不能运动，舌强不能言语，宜养血而筋自荣，大秦艽汤为主。"

【组成】 川芎、独活、当归、白芍、石膏、甘草各6克，秦艽9克，羌活、防风、白芷、黄芩、白术、茯苓、生地黄、熟地黄各3克，细辛2克。

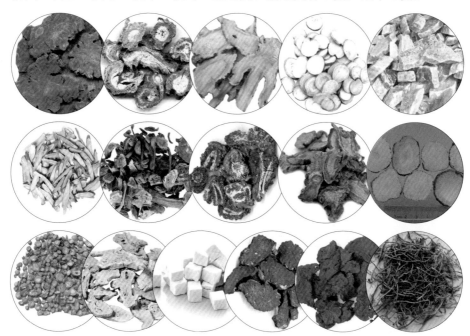

【用法】 上为粗末，每服30克，水煎，去滓温服，不拘时候。

【主治】 风邪初中经络证。口眼㖞斜，舌强不能言语，手足不能运动，或恶寒发热，苔白或黄，脉浮数或弦细。

【功用】 祛风清热，养血活血。

【方义方解】 中风有真中与类中之别，有中经络与中脏腑之异。本方所治乃风邪中于经络所致。多因正气不足，营血虚弱，脉络空虚，风邪乘虚入中，气血痹阻，经络不畅，加之"血弱不能养筋"，故口眼㖞斜、手足不能运动、舌强不能言语；风邪外袭，邪正相争，故或见恶寒发热、脉浮等。治以祛风散邪为主，兼以养血、活血、通络为法。

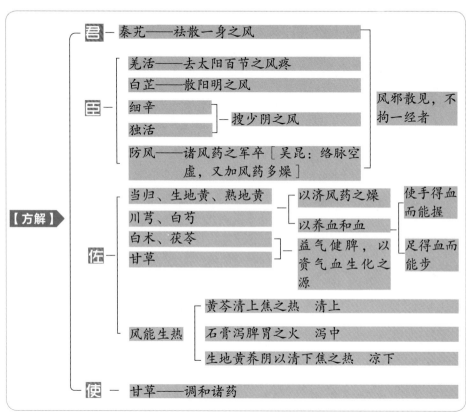

方中重用秦艽祛风通络，为君药。更以羌活、独活、防风、白芷、细辛等辛散之品，祛风散邪，加强君药祛风之力，并为臣药。语言与手足运动障碍，除经络痹阻外，与血虚不能养筋相关，且风药多燥，易伤阴血，故伍以熟地黄、当归、白芍、川芎养血活血，使血足而筋自荣，络通则风易散，寓有"治风先治血，血行风自灭"之意，并能制诸风药之温燥；脾为气血生化之源，故配白术、茯苓、甘草益气健脾，以化生气血；生地黄、石膏、黄芩清热，是为风邪郁而化热者设，以上共为方中佐药。甘草调和诸药，兼使药之用。本方用药，以祛风散邪为主，配伍补血、活血、益气、清热之品，疏养结合，邪正兼顾，共奏祛风清热，养血通络之效。

【运用】

1. 辨证要点 本方是治风邪初中经络之常用方。临床应用以口眼㖞斜，舌强不能言语，手足不能运动（这一组风邪阻滞经络，气血痹阻，局部失养），微恶风发热（表邪的特点），苔薄微黄，脉浮数（风邪瘀滞化热的表现）为辨证要点。

2. 加减变化 若无内热，可去黄芩、石膏等清热之品，专以疏风养血通络为治。原方有"如遇天阴，加生姜煎七八片"，发散表邪；如"心下痞，每两加枳实（消痞）一钱同煎"的用法，可资参考。

3. 现代运用 本方常用于颜面神经麻痹、缺血性脑卒中等属于风邪初中经络者。对风湿性关节炎属于风湿热痹者，亦可斟酌加减用之。

4. 使用注意 本方辛温发散之品较多，若属内风所致者，不可使用（内风宜调和阴阳，恢复阴阳平衡，不能用这种温燥药）。

【方论精粹】

虞抟《医学正传》："此方用归、芎、芍药、生熟地黄以补血养筋，甚得体。既曰外无六经之形证，但当少用羌活、秦艽，引用以利关节。其防风、独活、细辛、白芷、石膏等药，恐太燥而耗血。虽用此，川芎止可六分之一。尤宜加竹沥、姜汁同剂最好，达者详之。"

内疏黄连汤

【方歌】 内疏黄连用黄芩，栀子连翘薄荷宜，
当归白芍甘桔入，木香槟榔及大黄。

【方源】 《素问病机气宜保命集》："治呕哕心逆，发热而烦，脉沉而实，肿硬木闷而皮肉不变色，根深大，病在内，脏腑秘涩，当急疏利之。"

【组成】 黄连、黄芩、栀子、连翘、当归、白芍各9克，薄荷（后下）、桔梗、甘草、槟榔、木香、大黄（后下）各6克。

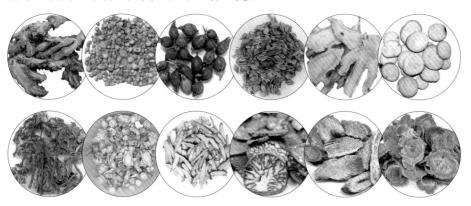

【用法】 上药除槟榔、木香细末外，余并剉。每服30克，用水220毫升，煎至150毫升，先服一二服。以后每服加大黄3～6克，以利为度。

【功用】 清热解毒，活血消肿。

【主治】 痈疽疮疡红肿焮痛、发热烦躁、大便秘涩、脉沉数有力。

【方义方解】 方用黄连、黄芩、栀子、连翘清热解毒；配以当归、白芍活血止痛；薄荷祛风散热；木香理气止痛；桔梗、甘草宣肺利咽，且甘草还有解毒、调和诸药；更以大黄、槟榔攻下通便泻火。合而用之，共奏清热解毒、通便泻火、活血消肿之功。

君	黄连	清热解毒	诸药合用，共奏清热解毒、通便泻火、活血消肿之功
	连翘	清热解毒，消肿散结	
臣	大黄	峻下湿热，荡涤热邪，导热邪从大便而出	
	黄芩	清热解毒	
	栀子	通泻三焦，引火下行	
佐	薄荷	轻清疏散	
	当归	活血和营，消肿止痛	
	白芍		
	槟榔	行气散结，使气血运行通畅而邪无滞留，瘀去肿消痛止	
	木香		
	桔梗	宣肺通二便	
使	甘草	宣肺利咽，解毒，调和诸药	

【运用】

1. 辨证要点　主要用于治疗热毒疮疡。临床应用以疮疡红肿焮痛、发热烦躁、大便秘涩为其辨证要点。

2. 加减变化　临床应用，尚可加用金银花、蒲公英、地丁草以增强清热解毒之效。如见局部红肿较甚、舌质红绛，加水牛角、赤芍、牡丹皮以清热凉血；方中大黄以利为度，如无便秘，可不用。

3. 现代运用　可用于急性化脓性感染（如痈疽疮疡）、乳腺炎、淋巴结炎以及急性咽喉炎、急性扁桃体炎等病症。

金刚丸

【方源】 《素问病机气宜保命集》卷下："金刚丸治肾损，骨痿不能起于床，宜益精。"

【组成】 萆薢、杜仲（炒去丝）、肉苁蓉（酒浸）、菟丝子（酒浸）各800克，猪腰500克。

【用法】 先将猪腰剖开，去筋、膜洗净，用黄酒200克煮烂。然后加入余药捣和，干燥，共研细末，炼蜜为丸，如绿豆大。每服9克，日服2次。饭前用开水或酒送服。也可改作汤剂水煎服，各药用量须酌减至汤剂常规用量。

【功用】 补肾生精。

【主治】 下肢痿软：因性生活频繁导致肾虚精亏、下肢痿软、腰膝酸软、头晕耳鸣、遗精遗尿、舌红少苔、脉细或细数；阳痿：因肾精亏损而致临房不举或举而不坚、腰膝酸软、四肢无力、筋骨痿软、面色萎黄、舌淡苔薄、脉细。

【方义方解】 方中用杜仲、肉苁蓉补肝肾，强筋骨，配萆薢祛风湿，共为主药；辅以菟丝子、猪腰益肾壮阳，补虚生精。诸药合用，为治疗肾虚精亏、筋骨痿弱、腰膝酸软、骨节疼痛、步履艰难之良方。由于肾主骨，肝主筋，久服本药能使筋骨强健，足膝有力，步履如常，故名金刚丸。

【运用】

1. **加减变化** 临床应用以腰膝酸软而伴眩晕耳鸣、尿频遗泄、肢体无力、舌淡嫩苔白、脉沉细为其辨证要点。

2. **现代运用** 常用于治疗肌营养不良症、重症肌无力、进行性肌萎缩、多发性神经炎等病症。

3. **注意事项** 凡四肢痿弱无力而伴发热、心烦口渴、溲赤便结、舌红苔黄者，不宜使用。

白术芍药汤

【方歌】

黄芩芍药疗热痢，火升鼻衄均能治，
泻痢腹痛属太阴，芍药甘草所必使。
若将白术易黄芩，脾湿水泻身重饵。

【方源】 《素问病机气宜保命集》卷中："治太阴脾经受湿，水泄注下，体微重微满，困弱无力，不欲饮食，暴泄无数，水谷不化，先宜白术芍药汤和之。身重暴下，是大势来，亦宜和之。"

【组成】 白术、芍药各 30 克，甘草 15 克。

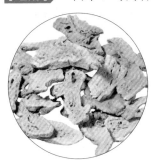 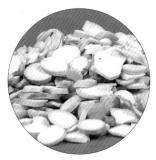 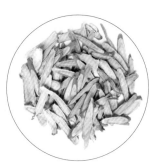

【用法】 水煎服。

【功用】 补脾健胃，柔肝敛阴。

【主治】 太阴脾经受湿，水泄注下，体微重微满，困弱无力，不欲饮食，暴泄无数，水谷不化。

【方义方解】 方中芍药、甘草疏肝和脾，畅达气机，缓急敛阴。用白术补脾益气，燥湿止泻。

【运用】

1. **加减变化** 若水泻，可加车前子、茯苓、干姜；稀粥样便，加苍术；脓血样便，加白头翁、黄芩；发热，加黄连、黄芩；里急后重，加槟榔片、木香；腹痛，加香附、延胡索。

2. 现代运用 本方具有补脾柔肝止泻的作用，目前主要用于肠易激综合征的治疗。白术芍药汤是通过抑制肥大细胞的脱颗粒作用，减少肥大细胞内组胺等介质的释放来减低血清中组胺等介质含量，减弱神经兴奋性，从而提高内脏痛阈，消除肠道过敏症状。

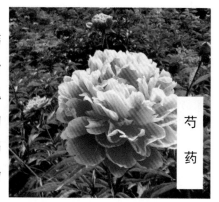

芍药

【方论精粹】

1. 倪朱谟《本草汇言》所载："白术乃扶植脾胃，散湿除痹，消食除痞之要药也。脾虚不健，术能补之，胃虚不纳，术能纳之。是故劳力内伤，四肢困倦，泄泻下利，滑脱不尽，此脾阳乘陷之证也……以上诸疾，用白术总能治之。"

2. 王旭高《退思集类方歌注》："热痢鼻衄，阳明火盛极矣。黄芩色黄，正清阳明肠胃之药。白芍专益阴气，赤芍兼和营血，故热痢后重，宜用赤芍为良。"

赤 芍
药 材 档 案

别名：红芍药、山芍药、草芍药、木芍药、赤芍药。

药材特征：本品呈圆柱形，稍弯曲，长5～40厘米，直径0.5～3厘米。表面棕褐色，粗糙，有纵沟及皱纹，并有须根痕及横长的皮孔样突起，有的外皮易脱落。质硬而脆，易折断，断面粉白色或粉红色，皮部窄，木部放射状纹理明显，有的有裂隙。气微香，味微苦、酸涩。

性味归经：苦，微寒。归肝经。

功效主治：清热凉血，散瘀止痛。用于热入营血，温毒发斑，吐血衄血，目赤肿痛，肝郁胁痛，经闭痛经，癥瘕腹痛，跌仆损伤，痈肿疮疡。

白术芍药汤

121

二丹丸

【方歌】

> 惊悸怔忡二丹丸，二参二冬茯神远；
> 菖蒲甘草熟地黄，益气养阴安神康。

【方源】 《素问病机气宜保命集》卷上："二丹丸治健忘。养神定志和血，内安心神，外华腠理。"

【组成】 天冬（去心）、熟地黄、丹参各180克，茯神（去皮）、麦冬（去心）、甘草各120克，远志（去心）、人参（去芦）各60克，丹砂24克，菖蒲60克。

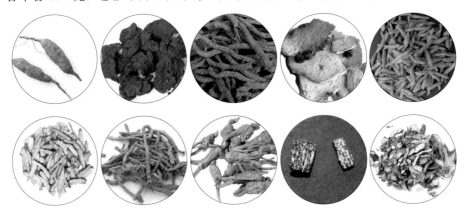

【用法】 上药研为细末。炼蜜为丸，如梧桐子大，朱砂为衣。每服6～9克，空腹服。

【功用】 益气养阴，安神定志。

【主治】 健忘失眠，心悸怔忡。

【方义方解】 方中丹参养心安神，清心除烦，丹砂镇心安神，方以二丹命名，故为君药。人参补心气、安神定志；麦冬清心除烦安神；天冬、熟地黄滋阴养血；茯神、甘草益心气、安心神；远志、菖蒲宁心安神，共为臣药。甘草调和诸药，兼为佐使药。诸药配伍，有补心气、滋心阴、养心血、安心神之效。

君	丹参	养心安神，清心除烦	
	丹砂	镇心安神	
臣	人参	补心气、安神定志	诸药合用，共奏益气养阴、安神定志之功
	麦冬	清心除烦安神	
	天冬	滋阴养血	
	熟地黄		
	茯神	益心气、安心神	
	甘草		
	远志	宁心安神	
	菖蒲		
佐使	甘草	调和诸药	

【运用】

1. **辨证要点**　临床应用以心悸、健忘、舌红苔薄白、脉虚数为其辨证要点。

2. **现代运用**　可用于治疗神经衰弱、更年期综合征等病症。

3. **注意事项**　心阳虚者不宜使用本方。

【方论精粹】

《素问病机气宜保命集》："二丹丸，治健忘，养神、安志、和血，内安心神，外华腠理；丹参一两半，丹砂五钱，为衣，远志半两，去心，茯神一两，人参五钱，菖蒲五钱，熟地黄一两半，天门冬一两半，去心，麦门冬一两，去心，甘草一两；上为细末，炼蜜为丸，如桐子大，每服五十丸至一百丸，空心，食前。常服安神定志，一药清肺，一药安神，故清中清者归肺，以助天真；清中浊者，坚强骨髓。血中之清，荣养于神；血中之浊，华荣腠理。如素有痰，久病中风，津液涌溢在胸中，气所不利，用独圣散吐之，后用利气泻火之剂，本方在后。"

清震汤

【方歌】

刘河间治雷头风，升麻苍术两般充。

荷叶一枚升胃气，邪从上散不传中。

【方源】 《素问病机气宜保命集》卷下："夫治雷头者，诸药不效，为与证不相对也。夫头者，震卦主之，震仰盂，故予制药内加荷叶，谓象其震之形，其色又青，乃述类象形也，当煎局方中升麻汤（清震汤——编者注）。"

【组成】 升麻、苍术各 15 克，荷叶 1 个（全）。

【用法】 上药共为细末。水煎，食后服。也可改用饮片作汤剂水煎服，各药用量按常规剂量。

【功用】 健脾燥湿，升清解毒。

【主治】 雷头风，头面疙瘩肿痛，憎寒壮热，状如伤寒。

【方义方解】 方中升麻提升清气，解百毒；苍术燥湿健脾，解肌发汗。荷叶提升胃中清气，助辛温升散之药上行而发散，并保护胃气，使邪不传里。诸药配伍，功效显著。

【运用】

1. **辨证要点** 临床应用以头痛、头中如雷鸣，伴头面起核块肿痛，为其辨证要点。

2. **加减变化** 口渴者，加芒硝。

3. **现代运用** 常用以治疗血管神经性头痛，以及脑外伤后遗症等病症。

【方论精粹】

汪昂《汤头歌诀》："头面肿痛疙瘩，名雷头风，一云头如雷鸣。东垣曰：邪在三阳，不可过用寒药重剂误伐无过，处清震汤升阳解毒，盖取震为雷之义。"

越桃散

【方歌】

> 越桃栀子与良姜，等分研和酒服良。
> 痢后腹中虚痛甚，溺红短数始相当。
> 寒热混淆因作痛，通阳泄热痛斯忘。

【方源】 《素问病机气宜保命集》卷中："诸下痢之后，小便利而腹中虚痛不可忍者，此谓阴阳交错，不和之甚也。"

【组成】 栀子、高良姜各9克。

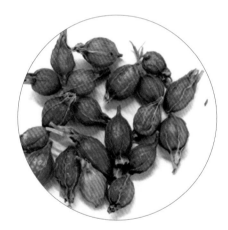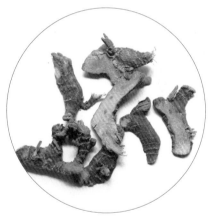

【用法】 每服9克，米饮或酒调下。其痛立效。

【功用】 解郁止痛。

【主治】 诸下痢之后，阴阳交错，不和之甚，小便利而腹中虚痛不可忍者。

【方义方解】 此证病机，刘完素认为是"此谓阴阳交错，不和之甚也"。故用栀子苦寒入肝，解郁并清利湿热，为君药。高良姜辛温，温中止痛，并防止栀子苦寒太过。二药合用，相反相成。

君	栀子	解郁并清利湿热	二药合用，共奏解郁止痛之功
臣	高良姜	温中止痛，并防止栀子苦寒太过	

【方论精粹】

王旭高《退思集类方歌注》："痢后腹中虚痛，非有实邪。若小便清利者，此下焦有寒也。若小便短赤者，明是肺气下郁于大肠，积而成热，寒热混而痛也。山栀从肺入肠泄其郁热，良姜宣发胃阳，辟除冷气，阴阳和，痛立止。"

高良姜

药材档案

别名：良姜、海良姜、小良姜、膏良姜。

药材特征：本品呈圆柱形，多弯曲，有分枝，长 5~9 厘米，直径 1~1.5 厘米。表面棕红色至暗褐色，有细密的纵皱纹及灰棕色的波状环节，节间长 0.2 ~ 1 厘米，一面有圆形的根痕。质坚韧，不易折断，断面灰棕色或红棕色，纤维性，中柱约占 1/3。气香，味辛辣。

性味归经：辛，热。归脾、胃经。

功效主治：温胃止呕，散寒止痛。用于脘腹冷痛，胃寒呕吐，嗳气吞酸。

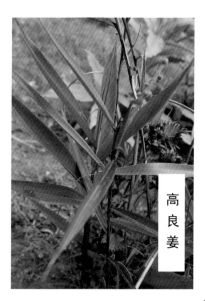

高良姜

浆水散

【方歌】

浆水散中用地浆，干姜附桂与良姜。
再加甘草同半夏，吐泻身凉立转阳。

【方源】 《素问病机气宜保命集》卷中："治暴泄如水，周身汗出，一身尽冷，脉微而弱，气少而不能语，其甚者加吐，此谓急病，治之宜以此。"

【组成】 干姜、肉桂、炙甘草、附子各15克，良姜7.5克，半夏30克。

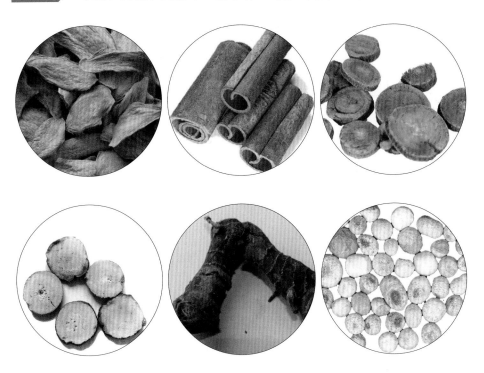

【用法】 上6味共研细末，每次服9～15克，用浆水煎，热服。

【功用】 温阳散寒，降逆和中。

【主治】 脾肾阳虚，中寒霍乱。症见腹痛吐泻，身凉肢冷，汗多脉微等，或暑月中寒，而见突然吐泻，汗多脉微，阳虚欲脱者。

【方义方解】 脾肾阳虚有寒所致霍乱为本方的主证。故方中以辛热附子、干姜为君药，温补脾肾之阳，散寒和中。肉桂助附子温补肾阳，散寒止痛；良姜助干姜温中散寒，共为臣药。半夏温中和胃，降逆止呕，为佐药。炙甘草益气补脾，以生化气血，防辛温燥药伤阴，又可调和诸药，为佐使药。浆水为阴中之阴，可益阴以敛阳，防止阳气散越，又有反佐之意，引药下达，而不发生拒药。诸药合用，使寒邪散，阳气复，脾胃和，则吐泻身凉可愈。

君	附子	温补脾肾之阳，散寒和中	诸药合用，使寒邪散，阳气复，脾胃和，则吐泻身凉可愈
	干姜		
臣	肉桂	助附子温补肾阳，散寒止痛	
	良姜	助干姜温中散寒	
佐	半夏	温中和胃，降逆止呕	
佐使	炙甘草	益气补脾，调和诸药	

【方论精粹】

徐用诚《玉机微义》："有暴下无声，身冷自汗，小便自利，大便不禁，气难布息，脉微呕吐，急以重药温之，浆水散是也。"

麻黄羌活汤

【方歌】　麻黄羌活汤医疟，身体无汗寒热增，
麻黄羌活防风草，引姜煎服体安宁。

【方源】　《素问病机气宜保命集》卷中："治疟病头痛项强，脉浮，恶风无汗者。"

【组成】　麻黄（去节）、羌活、防风、甘草（炙）各15克。

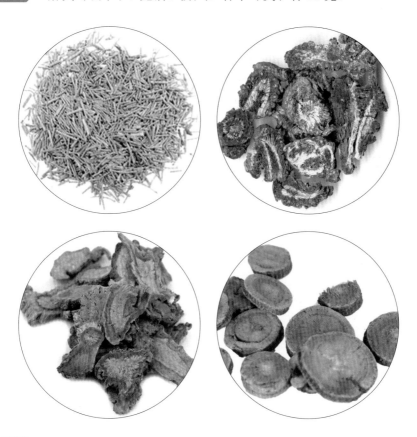

【用法】　上为粗末。每服15克，以水220克，煎至150克，温服。

【功用】　补正气，清邪热。

【主治】 寒疟。头痛项强，脉浮，恶风无汗者。

【方义方解】 方中麻黄、羌活发汗解表；防风祛风散寒；甘草益气和中，调和诸药。

君	麻黄	发汗解表	诸药合用，共奏补正气、清邪热之功
	羌活		
臣	防风	祛风散寒	
使	甘草	益气和中，调和诸药	

【运用】

1. **加减变化** 如头痛，加川芎、白芷、葱白；有痰，加陈皮；有湿，加苍术；夹食，加香附（捣烂）；寒热往来，加柴胡；呕恶，加半夏；阳明暑热，阴虚津涸，不得汗者，加当归、干葛。

2. **现代运用** 用于阳虚外感等症。

【方论精粹】

1. 芮经《杏苑生春》："风寒外袭，治以辛温，汗之则愈。故用麻黄辛温发表，羌活、防风等散风，佐以甘草缓中和药。"

2. 《近代中医珍本集》："小儿寒疟，身必无汗，因先伤于寒，后伤于风，故先寒后热，寒多热少。古法主麻黄羌活汤。"

愈风汤

【方歌】 羌活愈风治外中，手足无力语出难，
肌肉微掣不仁用，大秦艽汤参再添，
肉桂黄芪杜防己，知枳柴荷蔓菊前，
苍麻半朴杞地骨，调理诸风症可安。

【方源】 《素问病机气宜保命集》卷中："中风症内邪已除，外邪已尽，当服此药，以行导诸经。久服大风悉去，纵有微邪，只从此药加减治之。"

【组成】 羌活、甘草、防风、蔓荆子、川芎、细辛、枳壳、人参、麻黄、甘菊、薄荷、枸杞子、当归、知母、地骨皮、黄芪、独活、杜仲、白芷、秦艽、柴胡、半夏、前胡、厚朴、熟地黄、防己各60克，茯苓、黄芩、芍药各90克，石膏、生地黄、苍术各120克，桂枝30克。

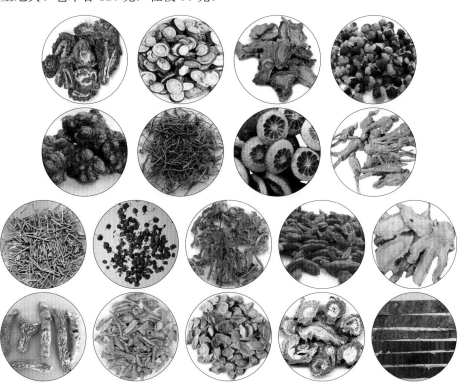

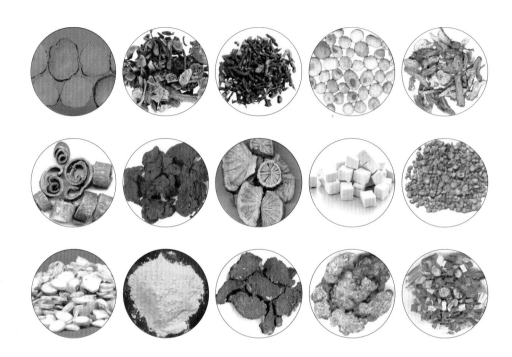

【用法】　上剉。每服 30 克，水 300 毫升，煎至 150 毫升，去滓温服；如遇天阴，加生姜煎，空心 1 服，临卧再煎药滓服，俱要食远服，空心 1 服，噙下二丹丸，为之重剂，以安神；临卧 1 服，噙下四白丹，为之轻剂，以清肺。

【功用】　行导诸经，安心养神，调阴阳。

【主治】　中风症内邪已除，外邪已尽者；及小儿惊痫搐急，慢惊风；脾肾虚，筋弱语言难，精神昏愦；内弱风湿；一臂肢体偏枯，或肥而半身不遂，或恐而健忘者。

【方义方解】　中风症内邪已除，外邪已尽，可知邪虽去而正已伤。治疗不可失其通塞，扶其正气。故选用羌活、独活、防风、蔓荆子、秦艽、麻黄、白芷、桂枝、川芎、细辛诸药辛散祛风，活血行气以行导诸经。人参、黄芪、当归、菊花、枸杞子、熟地黄、芍药、杜仲以补气养血；苍术、茯苓、半夏、防己、枳壳、前胡、厚朴健脾燥湿。风为阳邪，久则变火，故用地骨皮、薄荷、黄芩、柴胡、石膏、知母、生地黄清泻里热，并能制约祛风药之辛温之性。甘草调和诸药。诸药合用，则清浊自分，营卫自和，阴阳调和，精神乃治。

【运用】

1. 加减变化 假令一气之微汗，用愈风汤90克，麻黄30克，均作4服，1服加生姜5片，空腹服，以粥投之，得微汗则佳；如一旬之通利，用愈风汤90克，大黄30克，亦均作4服，如前煎，临卧服，得利则妙；常服之药，不可失四时之转，如望春大寒之后，加半夏60克（重120克），柴胡60克（重120克），人参60克（重120克），谓迎而夺少阳之气也；初夏3日，加石膏60克（重120克），黄芩60克（重150克），知母60克（重120克），谓迎而夺阳明之气也；季夏之月，加防己60克（重120克），白术60克，茯苓60克（重150克），谓胜脾土之湿也；初秋大暑后，加厚朴60克（重120克），藿香60克，桂30克（重60克），谓迎而夺太阴之气也；霜降之后望冬，加附子30克，桂30克（重60克），当归60克（重120克），谓胜少阴之气也，得春减冬，四时类此，虽立法于四时之加减，又宜临病之际，审病之虚实热寒，土地之宜，邪气之多少。

2. 现代运用 常用于中风等。

【方论精粹】

吴谦等《医宗金鉴·删补名医方论》："中风有内生、外中二因。内生则因胃浊生痰，志极动火；外中则因形气不同，感召风邪。所以内生者，病必痰迷不语，火发神昏。外中者，病必筋骨不用，口眼㖞斜。单发者易治，同发者难愈。然此病之来，必有先兆。如大指次指麻木不仁，或手足无力，或肌肉微掣，此营卫受邪，外中之先兆也。如上盛下虚，头眩脚软，神短忽忽，言语失常，此痰火将发，内生之先兆也。医方中预防外中、内生之剂较多，皆不若羌活愈风汤，清热化痰，二方均以补正为主，除邪次之。故羌活愈风，以十全大补汤为君剂；用人参、茯苓、甘草以补气，归、地、芍药以补血，黄芪、桂枝以扶卫，麻黄、川芎以调营。湿盛则筋骨痿软，故佐苍、半、防己以除之。风盛则筋骨拘劲，故佐枸、杜、地黄以滋之。病久气必滞，故佐枳壳、厚朴以行之。风多从燥化，故佐知、膏、黄芩以清之。更佐诸羌、独辈发散之品，以驱六经之风，是风非汗不除也。"

术附汤

【方歌】

> 白术附子汤除痹，生姜大枣甘草炙；
> 风寒湿痹重在湿，助阳除湿微汗知。

【方源】 《素问病机气宜保命集》卷中："治寒厥暴痛，脉微气弱，宜术附汤。"

【组成】 炮附子、炙甘草各 30 克，白术 120 克。

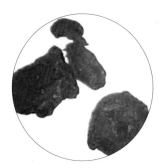 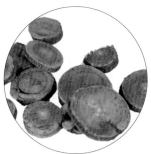 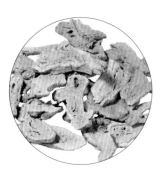

【用法】 每服 9 克，水一盏半，入生姜五片，枣一个擘破，同煎至一盏，去滓，温服，食前。

【功用】 温经通阳。

【主治】 寒厥暴痛，脉微气弱。

【方义方解】 附子可以温中，生姜能够散寒蠲饮降逆，白术、炙甘草、大枣则健脾和中，因此本方还具有很好的温中健脾降逆的功效，可以用来治疗脾胃虚寒引起的恶阻，如同时兼有表阳虚恶寒者，则更为合拍。

【运用】

1. **辨证要点** 临床应以身体疼痛、不能自转侧、不呕不渴为其辨证要点。

2. **加减变化** 如见恶寒疼痛甚者，可加制川乌、草乌；伴发热者，加石膏、知母、忍冬藤；体虚者加党参、黄芪、熟地黄；病久入络者，加红花、地龙、赤芍。

3. 现代运用　用于治疗风湿性关节炎，类风湿关节炎，又用于治疗腰腿痛、坐骨神经痛等各种风湿痹痛等病证。

4. 注意事项　服药期间，忌食海带、菘菜、猪肉、生葱、桃、李、雀肉等。

【方论精粹】

喻嘉言《医门法律》："肾气空虚之人，外风入肾，风挟肾中浊阴之气，厥逆上攻，其头间重眩之苦至极难耐，兼以胃气亦虚，不知食味。故方中全不用风门药，但用附子暖其水脏，白术、甘草暖其土脏，水土一暖，则阴浊之气，尽陷于下，而头苦重眩，及不知食味之证除矣。"

雪莲花

药材档案

别名：荷莲、大木花、大苞雪莲、优钵罗花。

药材特征：全株外形似绵球状或圆柱状。根单一，圆锥形，直径可达2厘米，表面黑褐色或黄褐色，质脆、易折断，断面不平整，类白色或黄白色。茎长7～25厘米，密被白色或灰白色长绵毛，茎基部有残存黑色叶迹，呈覆瓦状密集排列，膜质。茎中部至顶部的叶片密集、皱缩卷曲，密被白色长绵毛。完整叶片长卵形，长椭圆形，线状匙形，边缘全缘或有条裂。头状花序集生茎顶，呈半圆球形；花管冠紫色、紫红花。稀见瘦果，具白色或灰白色长冠毛，密集成毡状，形成灰白色绒球，直径4～8厘米，可见紫红色或紫褐色花柱和柱头露于冠毛外，组成紫灰色相间的斑点。气淡，味微苦涩。

性味归经：甘、微苦，温。归肝、肾经。

功效主治：祛风湿，强筋骨，补肾阳，调经止血。

桂枝羌活汤

【方歌】

> 桂枝羌活汤，治疟岂寻常，
> 羌活生甘草，防风桂枝良。

【方源】 《素问病机气宜保命集》卷中："治疟病处暑前，头痛项强，脉浮恶风有汗。"

【组成】 桂枝、羌活、防风、炙甘草各15克。

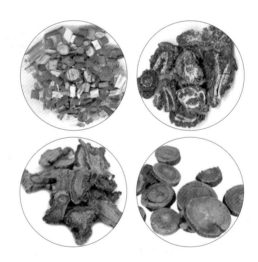

【用法】 上为粗末。每服15克，水220毫升，煎至150毫升，温服，迎发而服之。

【功用】 祛风散寒。

【主治】 处暑前疟疾，头痛项强，脉浮，恶风有汗。

【方义方解】 《黄帝内经》曰："五脏皆有疟，其治各别。"疟分六经，故仿仲景伤寒例，君以桂枝、羌活解肌发表，以散太阳之邪。防风祛风散邪，助君药解散在表之风邪，为臣药。炙甘草益气和中，调和诸药，用为使药。

君	桂枝	解肌发表，以散太阳之邪	诸药合用，共奏祛风散寒之功
	羌活		
臣	防风	祛风散邪，助君药解散在表之风邪	
使	炙甘草	益气和中，调和诸药	

【运用】

1. **加减变化** 如吐者，加半夏曲等份。

2. **注意事项** 《顾氏医镜》：风疟，先伤于风，后伤于寒，先热后寒，热多寒少，身自汗出。

【方论精粹】

汪昂《医方集解》："此足太阳药也。疟分六经，故仿仲景伤寒例，以防风、羌活散太阳之邪，而以桂枝主有汗也。"

羌 活

药材档案

别名：羌滑、黑药、羌青、扩羌使者、胡王使者。

药材特征：羌活：为圆柱状略弯曲的根茎，长4～13厘米，直径0.6～2.5厘米，顶端具茎痕。表面棕褐色至黑褐色，外皮脱落处呈黄色。节间缩短，呈紧密隆起的环状，形似蚕，习称"蚕羌"；节间延长，形如竹节状，习称"竹节羌"。节上有多数点状或瘤状突起的根痕及棕色破碎鳞片。体轻，质脆，易折断，断面不平整，有多数裂隙，皮部黄棕色至暗棕色，油润，有棕色油点，木部黄白色，射线明显，髓部黄色至黄棕色。气香，味微苦而辛。

性味归经：辛、苦，温。归膀胱、肾经。

功效主治：解表散寒，祛风除湿，止痛。用于风寒头痛，头痛项强，风湿痹痛，肩背酸痛。

三化汤

【方歌】　　三化小承羌，风中府即康。

【方源】　《素问病机气宜保命集》卷中："中风外有六经之形证。先以加减续命汤。随证治之。内有便溺之阻膈。复以三化汤主之。"

【组成】　厚朴、大黄、枳实、羌活各等份。

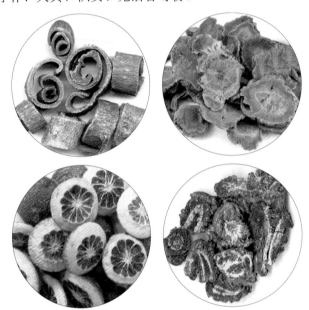

【用法】　上药剉碎。每服 9 克，用水 600 毫升，煎至 300 毫升，分二次服之，不拘时候。以微利为度。

【功用】　祛风解表，泻热通便。

【主治】　中风。

【方义方解】　三化汤乃小承气汤加羌活而成。羌活在这不独是祛风，重在升举清气，宣郁开窍，疏通经络，与小承气汤配伍，一升一降，一开一通，具有调和气机的作用。小承气汤不仅清热泻火，宽中行气，而且更具有降泄痰浊、通瘀导滞的奇异功能。用治脑血管疾病急性期，可使诸窍畅利，清升浊降，气顺血和而病趋愈。临床证实，该方具有明显降压作用。这是由于它的升降协调气机功能用于降低颅内压增高的缘故。

【运用】

1. **加减变化**　临床以恶风寒、发热、大便秘结、腹痛痞满、脉滑为辨证要点。

2. **现代运用**　多用于中风外有六经之形证，先以加减续命汤，随证治之，内有便溺之阻膈，复以此导之。

3. **注意事项**　非内实者不可用。

【方论精粹】

　　吴昆《医方考》："大黄、厚朴、枳实，小承气汤也。上焦满，治以厚朴；中焦满，破以枳实；下焦实，夺以大黄；用羌活者，不忘乎风也。服后二便微利，则三焦之气无所阻塞，而复其传化之职矣，故曰三化。此方唯实者可用，虚者勿妄与之；若实者不用，则又失乎通达之权，是当大寇而亡九伐之法矣，非安内之道也。"

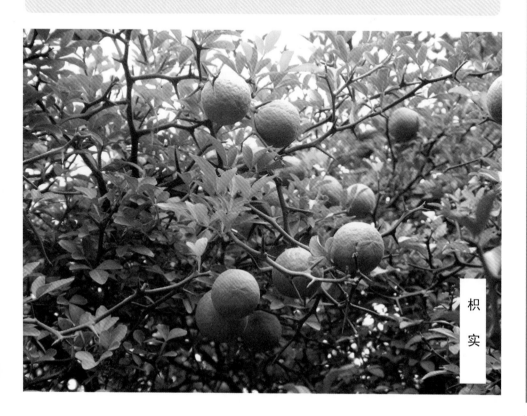

枳实

清镇丸

【方歌】

> 清镇丸治热咳嗽，呕吐脉弦头痛究。
> 小柴胡汤加参黛，澄本清源肺安宁。

【方源】　《素问病机气宜保命集》卷下："清镇丸治热嗽。"

【组成】　小柴胡汤内加人参 1 倍，青黛 15 克。

【用法】　上为细末，面糊为丸，如桐子大。每服 50 丸，生姜汤送下。

【功用】　清肝宁肺，止嗽消痰。

【主治】　热嗽。

【方义方解】　本方以小柴胡汤（柴胡、人参、黄芩、半夏、甘草、生姜、大枣）倍人参加青黛而成。用治肝胆气机郁遏，郁火内蕴，逆乘于肺，肺失清肃而气逆咳喘不已。本方病位（标）在肺，然病本在肝，故治宜清疏肝胆。方中柴胡疏泄肝胆；黄芩清少阳之郁热；半夏、生姜和胃降逆，消痰蠲饮；甘草、大枣、倍加人参用其益气和中，培土生金；青黛"大泻肝经实火及散肝经火郁"（《本草求真》），与柴胡、黄芩同用，清疏肝胆郁火，以澄本清源。诸药相合，清肝宁肺，止嗽消痰，使肝气疏，肝火清，则肺金安宁。

【运用】

1. **加减变化**　临床以上焦气热所冲、食已暴吐、头痛有汗、脉弦为辨证要点。

2. **现代运用**　常用于三叉神经痛等症。

【方论精粹】

王旭高《退思集类方歌注》："清镇丸治呕吐脉弦，头痛及热嗽。小柴胡汤内人参加倍，加青黛半两，面糊丸，生姜汤下。弦为少阳之脉。木火凌金则咳，乘胃则呕，上冲则头痛，为要药。"

万寿地芝丸

【方歌】

地芝丸治远视睛，生地枳壳菊天冬。

【方源】　《素问病机气宜保命集》卷下："目能近视不能远视，万寿地芝丸。"

【组成】　生地黄、天冬（去心）各120克，甘菊60克，枳壳（去瓤）90克。

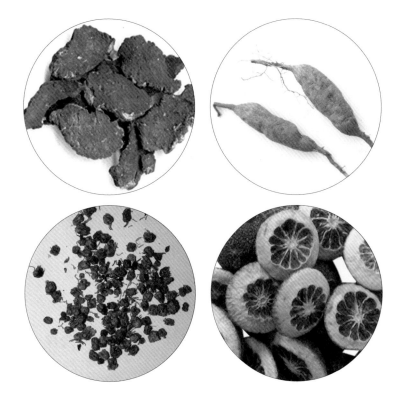

【用法】　上为细末，用蜜面糊为丸，如桐子大。每服100丸，食后温酒送下。

【功用】　养阴清肝，明目黑发。

【主治】　目不能远视；亦治头发早白。能愈大风热，目能近视，不能远视。

【方义方解】 方中以生地黄、甘菊补肾填精，益水之下源；天冬润肺滋阴，益水之上源；脾胃为生化之源，转输之枢，方中枳壳理脾胃，调气机，以助体内阴精水液的生成和输布。枳壳味苦微寒，有别于其他健脾药之甘温和行气药之辛温，可防辛温耗伤阴津。

君	生地黄	补肾水真阴	
臣	天冬	补肾阴，养肺阴，使之金水相生	
佐	枳壳	理脾胃，调气机，以助体内阴精水液的生成和输布	诸药合用，共奏养阴明目之功
	菊花	清肝明目	
使	温酒	引药力上行	

【方论精粹】

1. 汪昂《医方集解》："此足少阴药也。生地凉血生血，天冬润肺滋肾，枳壳宽肠去滞，甘菊降火除风。"

2. 张秉成《成方便读》："王海藏云：目能远视，责其有火，不能近视，责其无水，法当补肾。夫火之力刚，故能远照，水之力柔，故能近视。人之一身百病千端，亦不过一阴阳水火而已。然肾为主水之脏，肺为生水之源，故以生地大补肾水，天冬润养肺金，使之金水相生，则肝得所养；菊花得金水之精，专入肝经，能祛风于外；枳壳具苦降之性，单行气分，为破滞之需。庶几风尽去而滞无留，则补药得力而病易愈耳。用茶者，欲火热之下降；用酒者，欲药力之上行也。"

十全散

【方歌】

十全大补最有灵，四物地芍当归芎，
人参白术苓炙草，温补气血芪桂行。

【方源】 《素问病机气宜保命集》卷下："治心肺损及胃，饮食不为肌肤，宜益气和血调饮食。"

【组成】 白术、茯苓、黄芪各60克，人参、川芎、芍药、熟地黄、当归各30克，肉桂、甘草（炙）各45克。

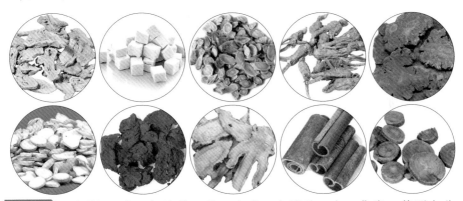

【用法】 每服15克，加生姜5片，大枣3个擘破，水一盏半，煎至七分，去滓温服，不拘时候。

【功用】 温补气血。

【主治】 产后虚劳不能食。面色萎黄，倦怠食少，头晕目眩，神疲气短，心悸怔忡，自汗盗汗，四肢不温，舌淡，脉细弱，以及妇女崩漏，月经不调，疮疡不敛等。

【方义方解】 本方乃四君子汤合四物汤再加黄芪、肉桂而成。四君子汤和四物汤分别为补气与补血之要方，二方相伍，共奏气血双补之功。黄芪甘温，为补气要药，《灵枢·营卫生会》说："人受气于谷，谷入于胃，以传于肺，五脏六腑皆以受气"，即肺所吸入的自然之清气与脾所吸收的水谷之精气合而成为后天之气，由于黄芪归经脾肺，大补后天之气，又兼具升阳、固表、托疮等多方面作用，故《本草求真》卷五云其为"补气诸药之最，是以有芪之称……秉性纯阳，而阴气绝少"，与四君子相伍，则本方补气之力益著；肉桂辛甘大热，补火助阳，温通血脉，与诸益气养血之品同用，可温通阳气，鼓舞气血生长，从而增强本方补益虚损之功，正如张秉成所云："各药得温养之力，则补性愈足，见效愈多，非惟阳虚可温，即阴虚者亦可温，以无阳则阴无以生。"诸药配伍，补气之中有升阳之力，养血之中有温通之能，共收大补气血之效。

　　本方配伍特点为，在诸益气养血药中配伍辛热之肉桂，寓温阳于补养之中，以收阳生阴长之功。

【运用】

　　1. **辨证要点**　临床运用时应以神疲气短、头晕目眩、四肢不温、舌淡、脉细弱为使用要点。

　　2. **加减变化**　心悸怔忡者，加五味子、酸枣仁等以养心安神；自汗不止者，加煅龙骨、煅牡蛎等以敛汗固表。

　　3. **现代运用**　本方现代常用于各种贫血，痿证，神经衰弱，慢性荨麻疹，妇女月经不调，疮疡溃后久不愈合等辨证属气血大虚者，以及外科手术后，肿瘤等慢性消耗性疾病见上述证候者。

【方论精粹】

　　1. 王好古《医垒元戎》："桂、芍药、甘草，小建中汤也；黄芪与此三物，即黄芪建中汤也；人参、茯苓、白术、甘草，四君子汤也；川芎、芍药、当归、熟地黄，四物汤也。以其气血俱衰，阴阳并弱，天得地之成数，故名曰十全散。"

　　2. 吴昆《医方考》："肉极由于阴火久灼者，难治，宜别主六味地黄丸。若因饮食劳倦伤脾而致肉极者，宜大补气血以充之。《经》曰：气主煦之，血主濡之。故用人参、白术、黄芪、茯苓、甘草甘温之品以补气，气盛则能充实于肌肉矣；用当归、川芎、芍药、地黄、肉桂味厚之品以补血，血生则能润泽其枯矣。"

双玉散

【方源】 《素问病机气宜保命集》卷下："治痰热而喘。痰涌如泉。"

【组成】 寒水石、石膏各等份。

【用法】 上为细末。每服9克，食后煎人参汤调下。

【功用】 清肺平喘。

【主治】 痰热而喘，痰涌如泉；喘急，烦渴，头痛。

【方义方解】 邪热困肺，灼烁肺津成痰，痰热壅肺，气逆不降故见咳嗽气喘；痰液受热（火）邪煎熬，色黄而质黏稠；舌红、苔黄腻，脉洪大或滑数，为痰热壅盛之征。治当清泻肺热，止咳平喘。石膏辛寒入肺，功善清肺经实热，"降手太阴之痰热"（《本草经疏》），又能生津止渴，为君药。寒水石辛咸寒，清热泻火，助石膏以清肺热，用为臣药。人参养胃和中，籍其甘缓之性，缓石膏、寒水石寒凉质重之性，以防寒凉伤中之弊，且可使君臣清热之力缓留于上，泻肺之力缓行于下，为佐使。三药相合，清泻肺热，俾火热得清，肺气肃降有权，祛痰化咳。

君	石膏	清肺经实热，生津止渴	三药相合，共奏清肺平喘之功
臣	寒水石	清热泻火，助石膏以清肺热	
佐使	人参	养胃和中，籍其甘缓之性，缓石膏、寒水石寒凉质重之性，以防寒凉伤中之弊	

【运用】

1. **加减变化** 临床以咳而喘，痰多黄稠，舌红、苔黄腻，脉洪大或滑数为辨证要点。

2. **现代运用** 用于急性支气管炎，大叶性肺炎等。

文武膏

【方源】　《素问病机气宜保命集》卷下："治瘰疬。"

【组成】　文武实 15 千克（里熟者）。

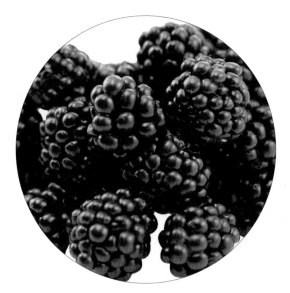

【用法】　上以布袋取汁，银石器中熬成薄膏。白开水点服 1 匙，日三服。

【功用】　养阴清热。

【主治】　瘰疬。

【方义方解】　文武实（桑椹）味甘、酸，性寒，归肝肾经，具有滋补肝肾、补血养颜、生津止渴的功效。本方取汁熬膏，以之补肝益肾，养阴退热，临床用治肝肾阴亏有热之瘰疬。

【运用】

　　1. **现代运用**　用于肝肾阴虚所致耳鸣，目暗，须发早白等证；老年血虚津亏，大便秘结；血虚生风所致血痹，风痹等。

　　2. **注意事项**　脾胃虚寒致泻者忌用；孕妇慎用。

天麻丸

【方源】 《素问病机气宜保命集》卷中。

【组成】 天麻180克，牛膝180克（二药用酒同浸三日，焙干用），草薢180克，玄参180克，杜仲210克（酒炒去丝），全当归300克，羌活300克，独活150克，炮附子30克，生地黄500克（有一方无独活）。

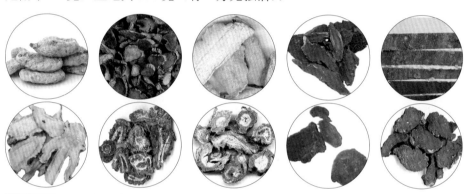

【用法】 上药研为细末，炼蜜为丸，如梧桐子大，每服50～70丸，病重者可加至100丸，清晨空腹时，温开水送服，每日1次。

【功用】 祛风除湿，舒筋通络，活血止痛。

【主治】 风湿痹痛，经脉不利，手足麻木，步履艰难，腰腿酸痛或筋脉抽掣。诸风肢节麻木，手足不遂。肾虚有风，尺脉浮弦细数者。

【方义方解】 方中虽然重用生地黄、当归补肾养血为主药，但其妙用全在天麻、牛膝同浸同焙，以使风痰浊湿下降而不上逆作为辅药。又以草薢、杜仲益肾、祛风湿、壮筋骨，玄参养肾阴壮水以制火，附子补肾阳温经以通络，又可使生地黄、玄参之"阴得阳助，而源泉不竭"，共为佐药。更以羌独二活祛太阳风、搜少阴伏风以驱除风邪为使药。诸药扶正祛邪，标本合治，具有养血、祛风、壮筋骨、补肾固本之功能。

【运用】

1. **现代运用** 用于风湿瘀阻，肝肾不足所致痹病。

2. **注意事项** 湿热痹病慎用；本品有一定活血作用，有碍胎元，孕妇忌用。

【方论精粹】

1.《素问病机气益保命集》："牛膝、萆薢治筋骨，杜仲使筋骨相著，天麻、羌活和风之胜药，当归、地黄养血，能和荣卫，玄参主用，附子佐之行经也。"

2.徐大椿《医略六书》："肾虚有风，必有脚膝痿弱之病，此虽略不言证，观尺脉之浮弦细数可知。故以天麻散风湿，玄参退虚热，羌活疏邪于表，附子扶阳于里，萆薢渗湿热，白蜜润虚燥，牛膝、杜仲壮腰膝以强筋骨，当归、生地黄养血脉以滋肾也。俾肾阴内充，则肝血自足而虚热退藏，虚风无不外解矣。此养阴疏热之剂，为肾虚召风挟热之专方。"

3.吴仪洛《成方切用》："此方大意，主治肾热生风。其以天麻入牛膝同制，取其下达；倍用当归、地黄，生其阴血；萆薢、玄参，清下焦之湿热；附子补下焦之真阳，盖为肾中阳虚，故风得以久据其地也；用羌活之独本者，即真独活，不必更加也。"

天 麻

药材档案

别名：赤箭、赤箭芝、明天麻、定风草根。

药材特征：本品呈椭圆形或长条形，略扁，皱缩而稍弯曲，长3～15厘米，宽1.5～6厘米，厚0.5～2厘米。表面黄白色至淡黄棕色，有纵皱纹及由潜伏芽排列而成的横环纹多轮，有时可见棕褐色菌索。顶端有红棕色至深棕色鹦嘴状的芽或残留茎基；另端有圆脐形疤痕。质坚硬，不易折断，断面较平坦，黄白色至淡棕色，角质样。气微，味甘。

性味归经：甘，平。归肝经。

功效主治：息风止痉，平肝抑阳，祛风通络。用于小儿惊风，癫痫抽搐，破伤风，头痛眩晕，手足不遂，肢体麻木，风湿痹痛。

大黄汤

【方源】 《素问病机气宜保命集》卷中："大黄汤治泻痢久不愈。脓血稠粘。里急后重。日夜无度。久不愈者。"

【组成】 大黄 10 克。

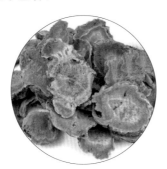

【用法】 上药细剉。用好酒 300 毫升，同浸半日许，再同煎至 230 毫升，去大黄不用，将酒分为二服，顿服之，痢止一服，如未止再服。以利为度。后服芍药汤和之。

【功用】 清热祛湿，解毒止痢。

【主治】 久痢不愈，脓血稠粘，里急后重，日夜无度。

【方义方解】 大黄苦寒，药性猛烈，素有"将军"之称。能推陈出新，去陈垢而安五脏，用于下痢赤白，里急腹痛，为通因通用之法。

【运用】

1. **现代运用** 用于扁桃体炎，牙周炎，尿路感染，急慢性肝炎，胆囊炎，胰腺炎，细菌性痢疾，阿米巴痢疾等证属实热内结者。

2. **注意事项** 年老体弱，脾胃虚弱者慎用；孕妇忌用。

【方论精粹】

《玉机微义》："此乃阳明经荡涤邪热之药，用酒煎者，欲其上至顶巅，外彻皮毛也。"

水煮金花丸

【方源】 《素问病机气宜保命集》咳嗽论第二十一 : "治风痰热咳嗽, 其脉弦, 面青四肢满闷, 便溺秘涩, 心多躁怒, 水煮金花丸。"

【组成】 半夏、天南星各60克, 天麻15克, 寒水石(烧存性)30克, 雄黄6克, 白面90克。

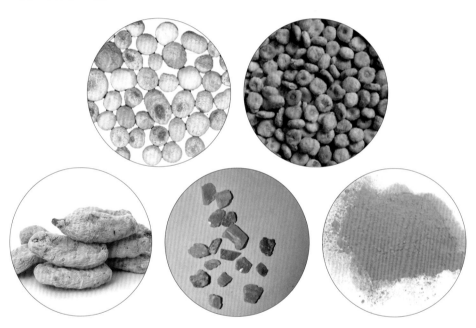

【用法】 上为末, 滴水为丸, 如梧桐子大。每服50～100丸, 先于沸浆水内下药, 煮令浮为度, 滤出, 空腹时用生姜汤下。

【功用】 化痰息风, 平肝泻火。

【主治】 风痰羁留脾胃, 泻痢不止, 甚则呕吐下利而不能食。

【方义方解】 本方用治肝经风痰证。"在肝经者, 名曰风痰, 脉弦面青, 四肢满闷, 便溺秘涩, 时有躁怒, 其频青而多泡。"(《医宗必读》)治用化痰息风为大法, 辅以平肝泻火。"咳嗽者, 治痰为先"(《素问病机气宜保命集》), 故方用半夏、天南星二药燥湿化痰为君药。寒水石清泻心火以泻肝火, 所谓"实则泻其子";天麻平肝息风，二药平肝泻火，共为臣药。雄黄燥湿祛痰；白面清热益肾，"养肝气"，共为佐药。诸药相合，共奏化痰息风、平肝泻火之功。

君	半夏	燥湿化痰	诸药相合，共奏化痰息风、平肝泻火之功
	天南星		
臣	寒水石	清泻心火以泻肝火	
	天麻	平肝息风	
佐	雄黄	燥湿祛痰	
	白面	清热益肾	

【运用】

1. **加减变化**　眩晕甚者，加僵蚕；头痛甚者，加蒺藜；呕吐甚者，加赭石、旋覆花；痰湿甚者，加泽泻、茯苓。

2. **注意事项**　气血不足或阴虚阳亢所致眩晕，不宜使用。

白芷汤

【方源】 《素问病机气宜保命集》卷中：“治疟病身热目痛，热多寒少，脉长，睡卧不安，先以大柴胡汤下之，微利为度，如下过外微邪未尽者，宜服白芷汤，以尽其邪。”

【组成】 白芷30克，知母50克，石膏120克。

【用法】 上为粗末。每服15克，水煎服。

【功用】 解表清热。

【主治】 疟疾，身热目痛，热多寒少，睡卧不安，脉长，以大柴胡汤下之后微邪未尽者。

【方义方解】 疟疾有热而无寒，或热多而寒少，疟在阳明，名为热疟。白芷辛温，为足阳明经祛风散湿主药，为君药。臣以石膏辛寒，善清阳明之热。知母苦、寒，善养阳明之阴，为佐药。三药合用，清里热为主，散表邪为辅，共奏解表清里之功。

君	白芷	祛风散湿	三药合用，共奏解表清里之功
臣	石膏	清热	
佐	知母	养阴	

【运用】

1. **加减变化** 若恶寒，加桂枝；无汗，加防风、柴胡；身痛，加羌活、独活。

2. **现代运用** 如下过外微邪未尽者，宜服。

【方论精粹】

吴昆《医方考》：“此条皆阳明证也，以其有热而无寒，或热多而寒少，故《机要》名为热疟。白芷所以解阳明之经，石膏所以清阳明之腑，知母所以养阳明之阴。虚者宜加人参。质实便燥者，此方不足与也，宜下之，用伤寒门大柴胡汤，后以本方调之。”

生地黄散

【方源】　《素问病机气宜保命集》卷下。

【组成】　生地黄、熟地黄、枸杞子、黄芪（炙）、白芍（炒）、天冬、甘草、地骨皮、黄芩各等份。

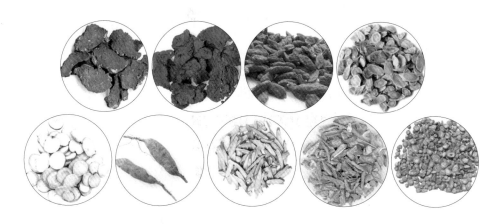

【用法】　上药同剉。每服 30 克，用水 230 毫升，煎至 150 毫升，去滓温服。

【功用】　凉血止血，清热养阴。

【主治】　衄血、下血、吐血、溺血皆属于热者。

【方义方解】　本方用治吐、衄、便、尿诸出血证属阴虚火旺者，多因热病之后或气郁化火，津液耗伤，致阴虚生热，虚火灼伤脉络。热邪灼伤津液，血去津伤，多伴有口干咽燥，舌红，脉细数等症。治疗宜凉血止血，清热养阴。生地黄苦甘寒，清热凉血，养阴生津，俾热去阴滋则其血自宁，为君药。地骨皮甘寒入血分，清退虚热，凉血止血，生津止渴，为臣药。熟地黄、白芍、枸杞子滋阴养血；天冬清热滋阴润燥；黄芩清热泻火以凉血止血，助君臣清热养阴，凉血止血之功；黄芪补气健脾，助气血生化之源，又复其统血摄血之功，共为佐药。甘草调和诸药，为使药。诸药相合，共奏凉血止血、清热养阴之功。

君	生地黄	清热凉血，养阴生津	
臣	地骨皮	清退虚热，凉血止血，生津止渴	
佐	熟地黄		诸药相合，共奏凉血止血、清热养阴之功
	白芍	滋阴养血	
	枸杞子		
	天冬	清热滋阴润燥	
	黄芩	清热泻火以凉血止血	
	黄芪	补气健脾	
使	甘草	调和诸药	

【方论精粹】

汪汝麟《证因方论集要》："二地并用，熟以益阴，生以凉血。黄芪、甘草补气，所谓'有形之血不能速生，无形之气所当急固'也。天冬清上。白芍敛肝。枸杞、地骨退热除蒸。黄芩平诸热。盖血得热则妄行也。"

导气汤

【方源】《素问病机气宜保命集》卷中："治下痢脓血，里急后重，日夜无度。"

【组成】芍药30克，当归15克，大黄、黄芩各45克，黄连、木香、槟榔各3克。

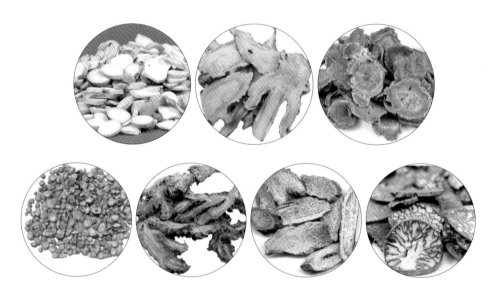

【用法】水煎服。

【功用】清热燥湿，理气和血。

【主治】下痢脓血，里急后重，日夜无度。

【方义方解】　本方用治湿热痢疾。治宜清热燥湿，调和气血。重用芍药，养血和营，缓急止痛，"止下痢腹痛后重"，为君药。黄芩、黄连清热燥湿解毒，为臣药。大黄泻热导滞，活血祛瘀，寓"通因通用"之法；当归活血补血，与芍药相合，即"行血则便脓自愈"；木香、槟榔行大肠气滞，乃"调气则后重自除"，共为佐药。诸药合用，气血并治，通因通用。

君	芍药	养血和营，缓急止痛	
臣	黄芩	清热燥湿解毒	诸药合用，共奏清热燥湿、理气和血之功
	黄连		
佐	大黄	泻热导滞，活血祛瘀	
	当归	活血补血	
	木香	行大肠气滞	
	槟榔		

【运用】

1. 现代运用　本方常用于细菌性痢疾、阿米巴痢疾、急性肠炎等属湿热为患者。

2. 注意事项　腹痛甚者，白芍重用，加甘草；腹胀者，加厚朴；大便赤多白少者，加地榆、赤芍；胃纳不佳者加生麦芽。

槟　榔

药材档案

别名：宾门、榔玉、大腹子、橄榄子、槟榔子。

药材特征：本品呈扁球形或圆锥形，高 1.5 ~ 3.5 厘米，底部直径 1.5 ~ 3 厘米。表面淡黄棕色或淡红棕色，具稍凹下的网状沟纹，底部中心有圆形凹陷的珠孔，其旁有 1 明显疤痕状种脐。质坚硬，不易破碎，断面可见棕色种皮与白色胚乳相间的大理石样花纹。气微，味涩、微苦。

性味归经：苦、辛，温。归胃、大肠经。

功效主治：杀虫，消积，行气，利水，截疟。用于绦虫病，蛔虫病，姜片虫病，虫积腹痛，积滞泻痢，里急后重，水肿脚气，疟疾。

防风汤

【方源】 《素问病机气宜保命集》卷下："初知斑疹，若使之斑疹并出，小儿难禁，是以别生他证也。首尾不可下者，首曰上焦，尾曰下焦，若能吐利，尤不可下也，便宜安里。若不吐泻者，先安里药三五服。如能食而大便秘结内实者，宜疏利之。若内虚而利者，宜用里药，末后一服调微发之药服之。大抵安里之药多，发表之药少，秘则微疏之，令邪气不壅并，而能作番次，使儿易禁也。身温暖者顺，身凉者逆。二者宜多服防风汤和之安里。"

【组成】 防风 30 克，地骨皮、黄芪、芍药、枳壳、荆芥穗、牛蒡子各 15 克。

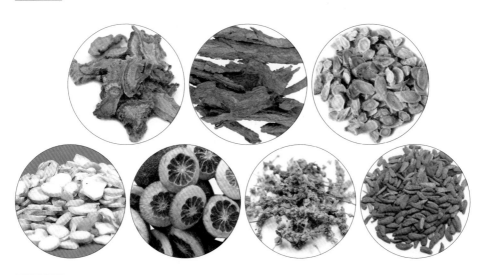

【用法】 水煎服。

【功用】 安里解毒。

【主治】 小儿痘疮毒气炽盛。

【方义方解】 风热之邪侵袭人体，浸淫血脉，郁于肌肤而发为斑疹。临床多见皮肤疹出色红，瘙痒，脉浮数，苔薄黄等。治宜疏风清热。防风辛温发散祛风止痒，开发腠理，祛散在表之风邪，为君药。荆芥祛风止痒，宣散疹毒；牛蒡子疏散风热，透泄热毒，二药助防风散风止痒，共为臣药。地骨皮、赤芍清热凉血；枳壳善"治遍身风疹"（《药性论》），与赤芍相伍行气活血，血脉和畅，瘙痒自止，且可助祛风除邪；黄芪益气固表，表固则邪不易入，共为佐药。诸药相合，共成祛风止痒、清热凉血之剂。

君	防风	祛风止痒，开发腠理	
臣	荆芥	祛风止痒，宣散疹毒	诸药相合，共奏安里解毒之功
	牛蒡子	疏散风热，透泄热毒	
佐	地骨皮	清热凉血	
	赤芍		
	枳壳	行气活血	
	黄芪	益气固表	

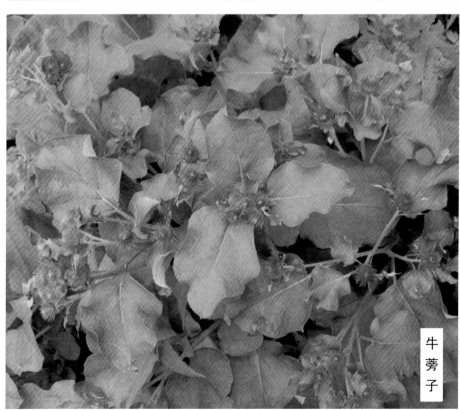

牛蒡子

血风汤

【方源】　《素问病机气宜保命集》卷下："治产后诸风，痿痉无力。"

【组成】　秦艽、羌活、防风、白芷、川芎、芍药、当归、地黄、白术、茯苓各等份。

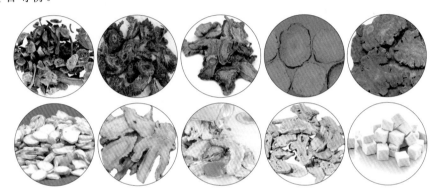

【用法】　上为细末，炼蜜为丸，如梧桐子大。温酒调下 50～70 丸。

【功用】　益气养血，祛风胜湿。

【主治】　产后诸风。手足痿软无力，筋脉拘挛，关节屈伸不利，舌淡苔白润，脉细。

【方义方解】　产后气血不足，筋脉关节失于濡养，又产后营卫失调，腠理疏松，风（寒湿）邪乘虚侵袭，阻遏经脉，可发为筋脉拘挛，关节屈伸不利甚则肢体痿弱无力等。治宜益气养血，扶正以治本；祛风胜湿，祛邪以治标。方中川芎、芍药、当归、地黄（四物汤）养血活血，养血补营血之亏虚，活血以疏通经脉，取其"治风先治血，血行风自灭"。白术、茯苓补气健脾。两组药物益气养血以扶助正气。秦艽、羌活、防风、白芷祛风散寒，胜湿止痛以散邪气。本方诸药相合，共成邪正兼顾之剂，祛邪不伤正，扶正不碍邪。

【运用】

1. **加减变化**　临床以产后痹症、手足痿软、屈伸不利、脉细为辨证要点。

2. **现代运用**　产后癫痫，脑血管意外等。

当归承气汤

【方源】　《素问病机气宜保命集》卷中。

【组成】　当归、大黄各30克，炙甘草15克，芒硝27克。

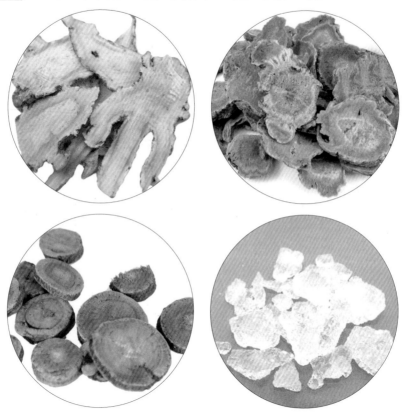

【用法】　上剉，如麻豆大。每服60克，水一大碗，入生姜5片，大枣10枚，同煎至半碗，去滓热服。

【功用】　攻下瘀血，泻热开窍。

【主治】　阳狂奔走，骂詈不避亲疏。

【方义方解】　内有实热发狂，治必清泻。阳明胃为多气多血之经，主传化糟粕，内热且实，定是腑实不通之候，故方中用大黄为君，泻热攻积，祛滞通便；芒硝为臣，泻热通便，润燥软坚，合大黄以荡涤肠胃之实热结滞；当归养血益阴，润肠通便；炙甘草甘缓益气补虚，和中调药，为佐。生姜、大枣，调和脾胃，为佐使。

君	大黄	泻热攻积，祛滞通便	
臣	芒硝	泻热通便，润燥软坚	
佐	当归	养血益阴，润肠通便	诸药合用，共奏攻下瘀血、泻热开窍之功
	炙甘草	益气补虚，和中调药	
佐使	生姜	调和脾胃	
	大枣		

【运用】

1. **辨证要点**　临床以内有湿热、腹满便结、脉沉有力为辨证要点。

2. **加减变化**　夹痰加青礞石（先煎）、胆星祛痰清热；热盛心烦神扰加黄连、黄芩清热泻火。

【方论精粹】

《杂病广要》："阳狂奔走，骂詈不避亲疏，此是阳有余阴不足。大黄、芒硝去胃中实热，当归补血益阴，甘草缓中，加生姜枣，胃属土，此引至于胃中也。经所谓微者逆之，甚者从之，此之谓也。"

红花散

【方源】 《素问病机气宜保命集》卷下："治妇人产后血昏血崩，月事不调，远年干血气，皆治之。"

【组成】 干荷叶、牡丹皮、当归、红花、蒲黄（炒）各等份。

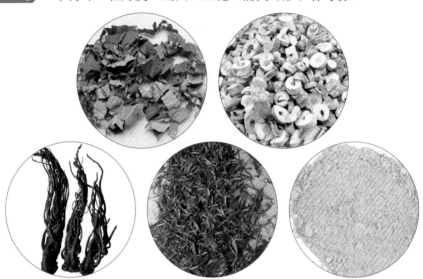

【用法】 上为细末。每服 15 克，酒煎和滓温服。如胞衣不下，以榆白皮末煎汤调服。

【功用】 活血祛瘀。

【主治】 产后血昏、血崩，胞衣不下；妇女月经不调。

【方义方解】 方中红花活血祛瘀，通调经脉，《开宝本草》云"红花主产后血晕，腹内恶血不尽"，为君药。当归补血活血，调经止痛，为臣。炒蒲黄行瘀止血；干荷叶升阳止血；牡丹皮长于凉血散血，既助红花、当归、蒲黄祛瘀之力，又清血热，合瘀久化热之治，共为佐药。加酒煎药，借其行散之功增强活血之力，为使药。本方活血与止血并用，标本兼顾，但以活血祛瘀治本为主，活血不伤血，止血不留瘀。

君	红花	活血祛瘀，通调经脉	
臣	当归	补血活血，调经止痛	
佐	炒蒲黄	行瘀止血	诸药合用，共奏活血祛瘀之功
	干荷叶	升阳止血	
	牡丹皮	凉血散血	
使	酒	借其行散之功增强活血之力	

【运用】

1. **加减变化** 临床以产后头晕目眩，眼前黑花，昏闷欲绝，不省人事，甚至口噤不语，伴面唇红赤，心烦，内热口干，舌暗有瘀点、苔黄，脉数为辨证要点。

2. **现代运用** 可用于瘀血阻滞之月经不调等。

蒲 黄

药材档案

别名：蒲花、蒲棒、蒲草黄、毛蜡烛、蒲厘花粉。

药材特征：本品为黄色粉末。体轻，放水中则飘浮水面。手捻有滑腻感。易附着手指上。气微，味淡。

性味归经：甘，平。归肝、心包经。

功效主治：止血，化瘀，通淋。用于吐血，衄血，咯血，崩漏，外伤出血，经闭痛经，脘腹刺痛，跌仆肿痛，血淋涩痛。

地黄当归汤

【方源】　《素问病机气宜保命集》卷下："治有孕胎痛。"

【组成】　当归 30 克，熟地黄 60 克。

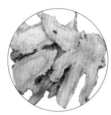 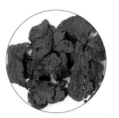

【用法】　用水 600 毫升，煎至 200 毫升，去滓顿服。

【功用】　补血安胎。

【主治】　妊娠冲任血虚，腹中疼痛。

【方义方解】　本方以熟地黄为主药，其性甘微温，如肝肾二经，为滋阴补血之要药。《珍珠囊》曰："大补血虚不足，通血脉，益气力。"冲为血海，任主胞胎，气血充足，血海有余，冲任调和，自能养胎，当归为辅药，补血和血止痛，《本草再新》云："安生胎，堕死胎。"其为血中气药，二药相配，滋而不腻，行而无害，气血大补，经脉通畅，冲任固胎，使胎儿形体强，五脏安，神志宁，康健牢固，易产且寿。

君	熟地黄	滋阴补血	二药相配，共奏补血安胎之功
臣	当归	补血和血止痛	

【运用】

1. **加减变化**　气血不足者，加人参、白术、陈皮，或合四君子汤。

2. **现代运用**　可用于治疗眼科疾病、月经不调、习惯性便秘等属营血亏虚者。

诃子散

【方歌】 河间木香诃草连，仍用术芍煎汤下。

【方源】 《素问病机气宜保命集》卷中："……如腹痛渐已，泻下微少，宜诃子散止之。法云：大势已去，而宜止之。"

【组成】 诃子（半生，半熟）30克，木香15克，黄连、甘草各9克。

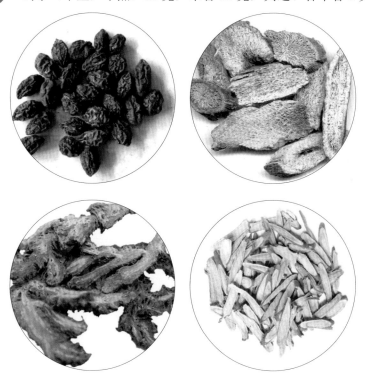

【用法】 上为细末。每服6克，以白术芍药汤调下。

【功用】 涩肠止泻。

【主治】 久病滑泄不禁，气虚欲脱。

【方义方解】 本方用治泻痢日久，正气损伤者。治宜涩肠止泻。诃子苦酸涩，涩肠止泻，为君药。木香行气健脾，为方中臣药。黄连燥湿解毒，祛余邪，为佐药。甘草调和诸药，为使药。以白术芍药汤（白术、芍药、甘草）送服，取其补脾祛湿，辅助正气之效。

君	诃子	涩肠止泻	
臣	木香	行气健脾	
佐	黄连	燥湿解毒，祛余邪	诸药合用，共奏涩肠止泻之功
使	甘草	调和诸药	
	白术芍药汤	补脾祛湿，辅助正气	

【运用】

1. **加减变化**　如止之不已，宜归而送之也，诃子散加厚朴30克，竭其邪气也。

2. **现代运用**　常用于湿热泄泻或下痢脓血之证。

3. **注意事项**　《医林纂要》：外邪未已者，此方非所用。

【方论精粹】

1. 汪昂《医方集解》："木香、黄连，香连丸也，行气清火，止痢厚肠；甘草、芍药，甘芍汤也，甘缓酸收，和中止痛；加诃子涩以收脱；加白术补以强脾；厚朴除湿散满，平胃调中，故更借以去余邪也。"

2. 汪绂《医林纂要》："诃子酸苦涩，补敛肺气，止泻收脱，其用半生半煨者，生以上行肺，煨以下敛大肠；木香辛苦，能行下焦无形之气以达于上而调和气血，降上焦有形之物以行于下而决渎去秽；黄连苦以降火而能厚肠，用茱萸炒即左金丸，引肺气下行以止肝之过于疏泄，以黄连合之木香即香连丸，所以行大肠之瘀滞而除其热；甘草以厚脾土而生肺金；用白术芍药汤调下，芍药以补敛肺金以敛大肠之气，白术以补土生金，补气而输之肺。"

苍术石膏汤

【方源】　《素问病机气宜保命集》卷中："立夏之后至立秋处暑之间伤寒者，身多微凉，微有自汗，四肢沉重，谓之湿温，又谓之湿淫。宜苍术石膏汤。"

【组成】　苍术、石膏各 15 克，知母（剉）4.5 克，甘草 3 克。

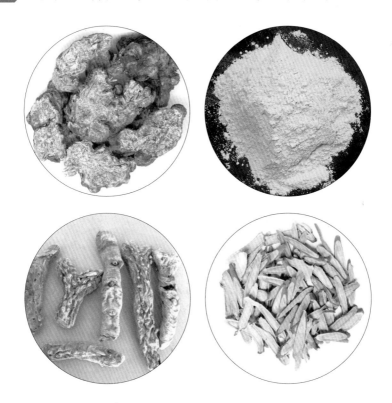

【用法】　水煎温服。

【功用】　清热而祛表里之湿。

【主治】　湿温，身多微凉，微微自汗，四肢沉重。

【方义方解】　方中石膏、知母、苍术燥湿运脾，祛表里之湿；甘草和中。

君	苍术	性温散，能燥湿健脾，祛风散寒	二药配伍，一温一寒，既能清热，又能燥湿，用于湿热内侵证	诸药合用，刚柔相配，不伤脏腑之正气
臣	石膏	清热泻火		
佐	知母	辛咸降之，助石膏清热生津		
使	甘草	和中，调和诸药		

【运用】

1. 加减变化 本方为治疗湿温者。以湿温、身多微凉、微微自汗、四肢沉重为辨证要点。

2. 注意事项 真寒假热的阴盛格阳证等均不可误用。

【方论精粹】

1. 王祎《青岩丛录》："隋·巢元方言风、寒二湿，而不著湿热之说，此其失也。今徽君之《温热论》，发前人所未发，独开生面，以启后学，厥功伟矣。或问苍术白虎汤为湿热证必用之方，何三十五条中从未一用耶？余谓：苍术白虎汤之名，因仲景有人参白虎、桂枝白虎二汤，傲后人遂以苍术石膏汤为苍术白虎汤也。王晋三太老夫子《古方选注》中载有苍术石膏汤，云虽与白虎汤相似，其义各有微妙。盖方中知母、甘草二味，乃滋养助湿之品。是以论中频用苍术，而不用石膏用滑石者，以石膏质重，甘寒留胃，滑石则淡渗利泄，所谓治湿不利小便，非其治也。其苍术白虎汤之名，为后人妄立也明矣。"

2. 王子接《绛雪园古方选注》："苍术、石膏刚剂燥之，又得石膏、知母辛咸降之，以甘草佐苍术，知母佐石膏，刚柔相配，不伤脏腑之正气，可谓详审精密矣。虽与白虎汤相似，其义各有微妙。"

苍术防风汤

【方源】　《素问病机气宜保命集》卷中："春伤于风，夏生飧泄，又云久风为飧泄者，乃水谷不化而完出尔。非水入胃而成此证，非前水恣也。此一证，不饮水而谷完出，名曰飧泄。治法于后。先以宣风散导之。出钱氏方中四味者是也。后服苍术防风汤。"

【组成】　苍术（去皮）、麻黄（去根节）各120克，防风（去芦头）15克。

【用法】　每服30克，加生姜7片，用水500毫升，煎至150毫升，去滓温服。

【功用】　驱散风寒，化湿和中。

【主治】　风寒湿邪侵入肠胃，脾失健运，致成飧泄，完谷不化。

【方义方解】　方中苍术燥湿健脾止泻，为君。麻黄为肺经专药，"通调水道"，利水消肿，以实大便，为方中臣药。防风祛风胜湿止泻；生姜温中，共为佐药。

君	苍术	燥湿健脾止泻	
臣	麻黄	利水消肿，以实大便	诸药合用，共奏祛湿止泻、解表祛风之功
佐	防风	祛风胜湿止泻	
	生姜	温中	

【运用】

　　1. **加减变化**　本方以泄泻清稀、中多泡沫、臭气不甚、发热恶寒、头痛腹痛为辨证要点。

　　2. **现代运用**　现用于痹证、痢疾、水肿证属风寒湿邪而成者。

苍术地榆汤

【方源】　《素问病机气宜保命集》卷中："……如下血者，宜苍术地榆汤。"

【组成】　苍术 60 克，地榆 30 克。

【用法】　上剉，每服 30 克，用水 300 毫升，煎至 150 毫升，去滓温服。

【功用】　健脾燥湿，凉血止血。

【主治】　脾经受湿，下血痢。

【方义方解】　苍术燥湿强脾，升阳而开郁；地榆清热凉血，酸收能断下，为治血痢肠风之平剂。

君	苍术	燥湿强脾，升阳而开郁	两药配伍，共奏健脾燥湿、凉血止血之功
臣	地榆	清热凉血，涩肠止痢	

【运用】

1. **加减变化**　如心下痞，加枳实 3 克；如小便不利，加茯苓 3 ～ 6 克。腹痛渐已，泻下微少，宜诃子散止也。

2. **现代运用**　用于泻痢脓血、脱肛等。

【方论精粹】

1. 汪绂《医林纂要》："苍术燥湿开郁，地榆酸寒色紫，以专去下焦大肠血分之热，泻肝敛气，用其酸以收，以断下也。"

2. 汪昂《医方集解》："此足太阴阳明药也，苍术燥湿强脾，升阳而开郁；地榆清热凉血，酸收能断下，为治血痢肠风之平剂。"

羌活防风汤

【方源】 《素问病机气宜保命集》卷中："治破伤风，邪初传在表。"

【组成】 羌活、防风、川芎、藁本、当归、芍药、甘草各 30 克，地榆、细辛各 60 克。

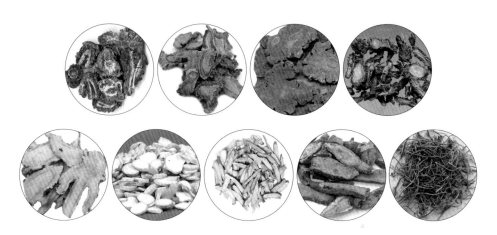

【用法】 每服 15 ~ 20 克，用水 225 毫升，同煎至 160 毫升，去滓热服，不拘时候。

【功用】 祛风止痉，解表清里。

【主治】 破伤风，邪初在表者。

【方义方解】 破伤风乃因皮肤破损，风毒之邪从破损之处侵入肌腠、筋脉所致。《素问玄机原病式》云："大法破伤风宜以辛热治风之药，开冲结滞，荣卫宣通而愈。"邪初传在表，可以"汗而发之"，方中羌活、防风疏风解表，通络止痉，用为君药。川芎、藁本、细辛活血行气，开郁通滞，共为臣药。当归、芍药养血滋阴；地榆凉血解毒，三药相伍取"治风先治血"之意，用为佐药。甘草调和诸药，用为使药。诸药合用，祛风通络，宣通气血。

君	羌活	疏风解表，通络止痉	诸药合用，共奏祛风止痉、解表清里之功
	防风		
臣	川芎	活血行气，开郁通滞	
	藁本		
	细辛		
佐	当归	养血滋阴	
	芍药		
	地榆	凉血解毒	
使	甘草	调和诸药	

【运用】

1. **辨证要点**　临床以轻度吞咽困难或牙关紧闭、周身拘急、抽搐较轻、痉挛期较短为辨证要点。

2. **加减变化**　热，加大黄90克；大便秘，加大黄30克。

地 榆

药材档案

别名：山枣、白地榆、红地榆、紫地榆、赤地榆、线形地榆。

药材特征：地榆：本品呈不规则纺锤形或圆柱形，稍弯曲，长5～25厘米，直径0.5～2厘米。表面灰褐色至暗棕色，粗糙，有纵纹。质硬，断面较平坦，粉红色或淡黄色，木部略呈放射状排列。气微，味微苦涩。

绵地榆：本品呈长圆柱形，稍弯曲，着生于短粗的根茎上；表面红棕色或棕紫色，有细纵纹。质坚韧，断面黄棕色或红棕色，皮部有多数黄白色或黄棕色绵状纤维。气微，味微苦涩。

性味归经：苦、酸、涩，微寒。归肝、大肠经。

功效主治：凉血止血，解毒敛疮。用于便血，痔血，血痢，崩漏，水火烫伤，痈肿疮毒。

利膈丸

【方源】 《素问病机气宜保命集》咳嗽论第二十一："利膈丸主胸中不利，痰嗽喘促，利脾胃壅滞，调日秘泻，推陈致新，消进饮食，治利膈气之胜药也。"

【组成】 木香、槟榔、藿香叶各4.5克，厚朴（姜制）90克，人参9克，当归6克，炙甘草15克，枳实（麸炒）、大黄（酒浸，焙）各30克。

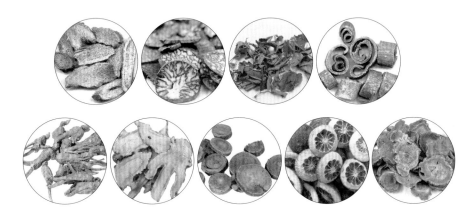

【用法】 上为细末，滴水为丸，或少用蒸饼亦可，如梧桐子大。每服30～50丸，食后米饮送下。

【功用】 利脾胃壅滞，调大便秘利，推陈致新，消饮进食。

【主治】 胸中不利，痰嗽喘促，脾胃壅滞，肠胃壅滞，噎膈不通，大便燥结。

【方义方解】 本方主治证为热结气滞，燥热便结，气血两虚者。治当泻热通便，行气导滞，益气养血。方以大黄为君，苦寒攻下，泻热通便，荡涤肠胃，通畅腑气。厚朴、枳实行气破积，消胀除满；人参、当归补气养血，共为臣药。佐以槟榔行气消积除满；木香行气调中止痛；藿香醒脾和胃。炙甘草为使，益气补中，调和诸药。全方配伍，共收泻热通便、行气除满、补益气血之功。

君	大黄	苦寒攻下，泻热通便，荡涤肠胃，通畅腑气	诸药合用，共收泻热通便、行气除满、补益气血之功
臣	厚朴	行气破积，消胀除满	
	枳实		
	人参	补气养血	
	当归		
	槟榔	行气消积除满	
佐	木香	行气调中止痛	
	藿香	醒脾和胃	
使	炙甘草	益气补中，调和诸药	

【方论精粹】

徐大椿《医略六书》："方中大黄荡涤热壅之结，枳实消化痞满之气，厚朴散满宽中，槟榔破滞攻实，藿香开胃气，木香调中气，人参扶元鼓胃气，当归养血荣胃口，甘草缓中和诸药也。水、酒为丸，米饮送下，使脾胃输化有权，则热实壅结自开而津气四汔，大便无不通，膈塞无不痊矣。此推荡之剂，为热实塞膈之专方。"

肾气丸

【方源】　《素问病机气宜保命集》虚损论第二十二："黑地黄丸加五味子，名肾气丸，治阳盛阴虚，脾肾不足，房室虚损，形瘦无力，面多青黄而无常色，宜此药养血益肾。"

【组成】　苍术（米泔浸）、熟地黄各500克，川姜（冬30克、夏15克、春21克），五味子250克。

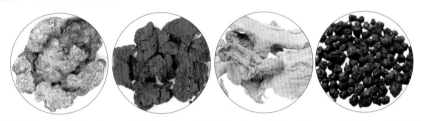

【用法】　上为细末，枣肉为丸，如梧子大，每服100～200丸，食前米饮下或酒。

【功用】　健脾补肾。

【主治】　脾肾不足，房室虚损，形瘦无力，面色青黄；亦治血虚久痔。

【方义方解】　方中熟地黄甘温质润，善补肾阴，养血填精益髓；苍术辛香燥湿健脾，内和脾胃，二药补脾益肾，共为君药。五味子酸敛，滋补肾阴，收敛固涩，助熟地黄补肾之功，为臣药。佐以川姜（干姜）温中散寒，健运脾胃，助苍术健脾祛湿。大枣补中益气，扶脾益胃，调和诸药，为佐使。方中熟地黄、大枣得苍术、干姜滋阴养血不碍湿，苍术、干姜得熟地黄、大枣温运而不助热。诸药合用，滋而不腻，温而不燥，共奏补脾益肾之功。临证用治阳盛阴虚，脾湿肾燥诸证。

【方论精粹】

喻嘉言《医门法律》："此方以苍术为君，地黄为臣，五味为佐，干姜为使。治脾肾两脏之虚，而去脾湿，除肾燥，两擅其长，超超元箸。"

金丝膏

【方源】 《素问病机气宜保命集》卷下："金丝膏点眼药。"

【组成】 生姜（取汁）120 克，白沙蜜（炼，去滓）500 克，猪胆汁 9 克，黄连（捶，用水 1 斗浸，煎取 5 升）120 克。

【用法】 先煎黄连水，后入姜汁，次入蜜、猪胆汁同煎，去沫净，次入下项药末：脑子 12 克，麝香 9 克，硇砂 120 克，硼砂 9 克，轻粉 15 克，熊胆 12 克，青盐 9 克，为极细末，搅匀，熬令稀膏。点眼用。

【功用】 清热明目。

【主治】 眼目病。

【方义方解】 本方用治眼赤肿痛及一切翳障属心肝壅热、热邪上炎于目者。治疗当清热明目。黄连，苦寒清心火，泻肝火；脑子（冰片）清热泻火，消肿止痛，"明目，去目赤肤翳"（《唐本草》），共为君药。臣以猪胆汁"治目赤、目翳，明目，清心脏，凉肝脾"（《本草纲目》）；熊胆"清心，平肝，明目退翳"（《本草纲目》）。君臣相伍，具有较好的清热明目之力。麝香活血散结，消肿止痛；硇砂散瘀消肿，除翳生肌；硼砂清热解毒，消肿防腐，"消障翳"（《本草纲目》）；轻粉攻毒止痒，生肌敛疮；青盐清热凉血明目，共为佐药。生姜解诸药之毒；蜂蜜解毒止痛，"明耳目"（《名医别录》），调和药性，为佐使药。诸药相合，具有较好的清热明目之功。局部点药，利于药效发挥。

【运用】

1. **加减变化** 临床以目赤肿痛、视物昏花、烦躁易怒、头痛目赤、舌红苔黄、脉弦数为辨证要点。

2. **注意事项** 运动员慎用。

大金花丸

【方源】 《素问病机气宜保命集》卷中："如大便黄，米谷完出，惊惧溺血淋闭咳血衄血，自汗头痛积热肺痿，后服大金花丸。"

【组成】 黄柏、黄芩、黄连、大黄各15克。

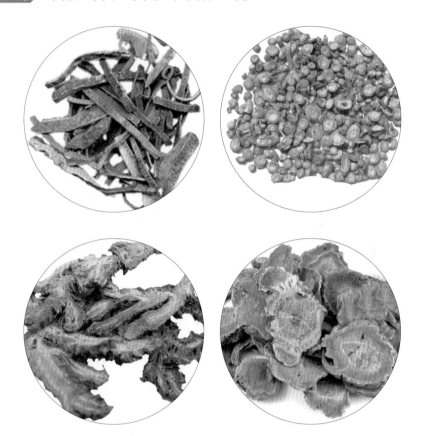

【用法】 上为末，滴水为丸，如小豆大，每服100丸，温水下，每日2～3服。

【功用】 泻火解毒。

【主治】 三焦火毒炽盛。

【方义方解】 方中以大苦大寒之黄连清泻心火，兼泻中焦之火，为君药。黄芩苦寒清肺热，泻上焦之火，为臣药。黄柏苦寒泻下焦之火，为佐药。栀子苦寒，通泻三焦之火，导火热下行，使之从下而去，为佐使药。四药合用，苦寒直折，使火邪去而热毒清，诸症可除。

君	黄连	清泻心火，兼泻中焦之火	
臣	黄芩	清肺热，泻上焦之火	四药合用，共奏泻火解毒之功
佐	黄柏	泻下焦之火	
佐使	栀子	通泻三焦之火	

【运用】

1. **辨证要点**　临床以中外诸热，寝汗咬牙，睡语惊悸，溺血淋闭，咳血衄血，瘦弱头痛，并骨蒸、肺痿、喘嗽为辨证要点。

2. **加减变化**　大便实，加大黄；自利不用大黄；如中外有热者，此药作散服名解毒汤；或腹满呕吐，欲作利者，每服半两解毒汤中加半夏、茯苓、厚朴各9克，生姜3片；如白脓下痢后重者，加大黄9克。

【方论精粹】

许浚《东医宝鉴》："大金花丸，泻三焦火，止嗽化痰，清头目。黄连、黄柏、黄芩并酒炒、栀子各一两，大黄煨、人参、半夏、桔梗各五钱。上为末，滴水为丸梧子大，茶清下三十丸。"

苦杖散

【方源】 《素问病机气宜保命集》卷下："治从高坠下，涎潮昏冒。此惊恐得也。"

【组成】 苦杖不拘多少。

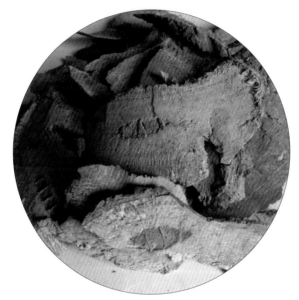

【用法】 上为细末。热酒调下。

【功用】 活血散瘀止痛。

【主治】 从高处坠下，涎潮昏冒；产后瘀血不散，或聚血。

【方义方解】 苦杖（虎杖）《日华子本草》载其"治产后恶血不下，心腹胀满……扑损瘀血"，本品有较好活血散瘀止痛作用，用治跌打损伤，以及妇人瘀血内停所致恶露不下、经闭、痛经等证。热酒调下，借其行散之功增强活血通络之力。

【方论精粹】

叶桂《本事方释义》："苦杖即虎杖，其根气味苦微温，入足厥阴。"

枣变百祥丸

【方源】　《素问病机气宜保命集》卷下："治斑疹大便秘结。"

【组成】　大戟（去骨）30 克，枣（去核）3 个。

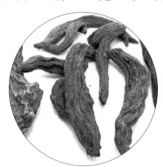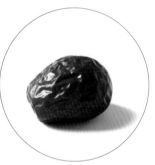

【用法】　上二味。用水一碗。煎至水尽为度。去大戟不用。将枣焙干。可和剂旋丸。从少至多。以利为度。

【功用】　泄浊解毒。

【主治】　斑疹大便秘结。

【方义方解】　大戟，苦寒有毒，有消肿散结、泄毒化浊、通利二便之功，《本草图经》载其"治隐疹风及风毒脚肿"，本方用其解毒散结，导热毒从二便而出，用治斑疹、痘疮等属热毒内蕴者。大枣甘缓，顾护脾胃，缓大戟峻烈有毒之性，减少药后反应，使邪去不伤正。本方在钱乙百祥丸基础上，配伍大枣，寓意深刻，体现了"攻邪勿忘扶正"的组方特点。

【方论精粹】

　　张璐《本经逢原》："痘疮变黑归肾，枣变百祥丸，用大戟制枣去戟，用枣以泻肝邪，非泻肾也。实则泻其子，因肾邪实而泻其肝也。仲景云：心下痞满引胁下痛，干呕短气者，十枣汤主之，其中亦有大戟。夫干呕胁痛岂非肝胆之病乎，百祥丸之泻肝明矣。"

千缗汤

【方源】 《素问病机气宜保命集》咳嗽论第二十一："治痰。"

【组成】 半夏（生末）30 克，大皂角（去皮子）15 克。

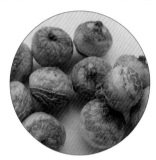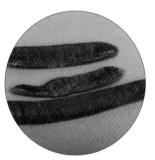

【用法】 上同于绢袋中盛之，用水 3 升，生姜 7 大片，同煎至一半，以手操洗之，取清汁，分作三服，食后，并服二服效。

【功用】 宣壅导滞，利窍祛痰。

【主治】 痰闭肺窍。

【方义方解】 皂角（荚）味辛咸性温，有小毒，味辛能通利气道，开壅塞之肺气，咸以软化胶结之顽痰，于方中宣壅利窍祛痰，为君药。半夏，治痰之圣药，取其辛温而燥之性，燥湿化痰，散结消痞，助皂角化痰之功，为臣药。用法中加生姜，一则解半夏之毒，二则助君臣药化痰止咳逆，为佐药。诸药相合，共奏宣壅导滞，利窍祛痰之功。

君	皂角	宣壅利窍祛痰	
臣	半夏	燥湿化痰，散结消痞	三药为伍，共奏宣壅导滞、利窍祛痰之功
佐	生姜	解半夏之毒，助君臣药化痰止咳逆	

枳实丸

【方源】 《素问病机气宜保命集》卷中："治气不下降，食难消化，常服进食逐饮。"

【组成】 枳实（麸炒）15 克，白术 30 克。

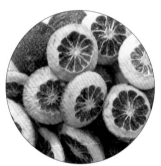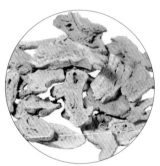

【用法】 上为细末。烧饭为丸，如桐子大。每服 50 丸，米饮下。

【功用】 行气，健脾，消食。

【主治】 气不下降，食难消化。

【方义方解】 方中白术为君，重在健脾益气，以助脾之运化；枳实为臣，破气化滞，消痞除满。白术用量重于枳实一倍，意在以补为主，寓消于补之中。烧饭为丸，取其能升清阳，以助白术健脾益胃之功。

君	白术	苦、甘、温，重在健脾益气，以助脾之运化	
臣	枳实	苦寒，破气化滞，消痞除满	诸药共奏健脾消食之功
佐	烧饭	烧饭与白术协力滋养谷气，补令胃厚，不致再伤	

【运用】

1. **辨证要点** 临床以食少脘痞，舌淡苔白，脉弱为辨证要点。

2. **加减变化** 如见体虚脾弱者，加党参、茯苓以增强补气健脾之功；食积较重者，加山楂、六曲、麦芽、鸡内金以助消食化积之功。

3. **现代运用** 用于治疗消化不良，胃下垂，胃肠神经官能症，慢性胃炎，胃柿石，脱肛等病症。

【方论精粹】

1. 吴昆《医方考》："健脾消痞，此方主之。一消一补，调养之方也。故用白术以补脾，枳实以消痞，烧饭取其香以益胃，荷叶取其仰以象震。象震者，欲其升生甲胆之少阳也。此易老一时之方，来东垣末年之悟，孰谓立方之旨易闻耶？"

2. 张介宾《景岳全书》："洁古枳术丸，以白术为君，脾得其燥，所以能健；然佐以枳实，其味苦峻，有推墙倒壁之功。此实寓攻于守之剂，惟脾气不清而滞胜者，正当用之，若脾气已虚，非所宜也。"

3. 吴谦等《医宗金鉴·删补名医方论》："李杲曰：白术苦甘温，其苦味除胃中之湿热，其甘温补脾家之元气。多于枳实一倍。枳实味苦温，泄心下痞闷，消胃中所伤。此药下胃所伤不能即去，须一、二时许，食乃消化。先补虚，而后化所伤，则不峻厉矣。荷叶状如仰盂，于卦为震，正少阳甲胆之气，饮食入胃，营气上行，即此气也，取之以生胃气。更以煨饭和药，与术协力，滋养谷气而补脾胃，其利大矣。若用峻厉之药下之，传变诸证，不可胜数。"

4. 汪昂《医方集解》："此足太阴阳明药也，李东垣曰：白术甘温，补脾胃之气，其苦味除胃中湿热，利腰脐间血，过于枳实克化之药一倍。枳实苦寒，泄胃中痞闷，化胃中所伤，是先补其虚，而后化其伤，则不峻矣。荷叶中空色青，形仰象震，在人为少阳瞻，生化之根蒂也。饮食入胃，营气上行，即少阳甲胆之气也。胃气元气谷气，甲胆上升之气也，食药感此气化，胃气何由不上升乎。烧饭与白术协力滋养谷气，补令胃厚，不致再伤，其利广矣。"

茯苓汤

【方源】 《素问病机气宜保命集》卷中："治湿泻。"

【组成】 白术 30 克，茯苓（去皮）22.5 克。

【用法】 水煎 30 克，食前服。

【功用】 健脾燥湿。

【主治】 湿泻，或食积、湿热作泻，脾胃虚弱，不能克制水谷，湿盛作泻者。

【方义方解】 方中白术苦甘温，健脾燥湿止泻，为君药；茯苓渗湿健脾止泻，为"除湿之圣药也"（《用药心法》），为臣药。二药相合健脾祛湿而止泻。

君	白术	苦、甘、温，健脾燥湿止泻	二药相合，共奏健脾燥湿之功
臣	茯苓	渗湿健脾止泻	

【运用】

1. **加减变化** 食入而泻，谓胃中有宿谷也，当加枳实 15 克；酒入而泻，湿热泻也，加黄芩 15 克。

2. **现代运用** 用于脾胃虚弱，食少纳呆，倦怠乏力等症。

【方论精粹】

吴昆《医方考》："脾胃者，土也。土虚则不能四布津液，水谷常留于胃而生湿矣。经曰：湿盛则濡泄，故知水泻之疾，原于湿也。白术甘温而燥，甘则入脾，燥则胜湿；茯苓甘温而淡，温则益脾，淡则渗湿，土旺湿衰，泻斯止矣。戴氏云：'水泻腹不痛者为湿，痛者为食积。'河间云：'泻而水谷变色者为热；水谷不变色，澄澈清冷者为寒。'皆妙论也。若肛门燥涩，小便黄赤，则水谷虽不变，尤为热也。此由火性急速，食下即出，无容变化，仲景所谓邪热不杀谷是也。兹在临证精察，而加药物之所宜者尔。"

柴胡四物汤

【方源】 《素问病机气宜保命集》妇人胎产论第二十九："治日久虚劳，微有寒热，脉沉而浮，宜柴胡四物汤。"

【组成】 川芎、熟地黄、当归、芍药各 45 克，柴胡 24 克，人参、黄芩、甘草、半夏曲各 9 克。

【用法】 上为粗末，煎服。

【功用】 和解少阳，补气养血。

【主治】 妇人虚劳日久，血虚阴亏，微有寒热，经行感冒，热入血室，经枯发热，妊娠吐衄。

【方义方解】 本方由小柴胡汤与四物汤合方而成。盖产后气血冲任俱虚，营卫不和，故微有寒热，方中用四物汤养血和血，调补冲任；小柴胡汤和阴阳，除寒热，乃胎产之病，治之无犯胃气及上二焦之法也，良方合用，共奏和解少阳，补气养血之功。

【运用】

1. **辨证要点** 本方为刘河间为产后虚劳，微有寒热的证治而设。临床以发热恶寒，脉沉而浮等为辨证要点。

2. **加减变化** 实热去川芎，加金银花、连翘、公英、黄柏、赤芍；实热去川芎，加龙胆草、蛇舌草、滑石、薏米、赤芍；瘀热去川芎，加赤芍、丹参、桃仁、红花、牛膝；虚热加青蒿、鳖甲、秦艽、地骨皮；食滞加神曲、山楂、莱菔子；高热烦渴加升值高、知母；乳汁不通，乳房肿胀焮红加金银花、蒲公英、牛蒡子、全瓜蒌、皂角刺、王不留行、路路通、漏芦。

【方论精粹】

徐大椿《医略六书》："以四物汤滋荣血室，柴胡汤疏热扶元，二方合剂，异路同归，水煎温服，务使正气内充而邪热外却，何患发热不止，天葵不来乎？"

黄芩芍药汤

【方源】 《素问病机气宜保命集》卷中："黄芩芍药汤治泻痢腹痛。或后重身热。久而不愈。脉洪疾者。及下痢脓血稠黏。"

【组成】 黄芩、芍药各 30 克，甘草 15 克。

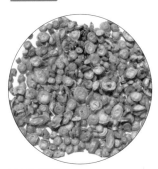 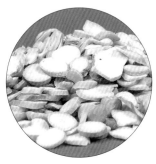 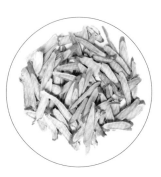

【用法】 为末，每服 15 克，水煎，温服，不拘时。

【功用】 清热止痢，缓急止痛。

【主治】 泻痢腹痛，后重身热，久不愈，脉洪疾者，及下痢，脓血稠黏。

【方义方解】 本方即黄芩汤去大枣。方用黄芩清热止痢，苦以坚之；芍药敛阴和营，酸以收之；黄芩、芍药苦酸相合，以坚敛肠胃之气。甘草之甘，以补固肠胃之；芍药配甘草，酸甘化阴，缓急止痛。

君	黄芩	清热止痢	诸药合用，共奏清热止痢，缓急止痛之功
臣	芍药	敛阴和营	
使	甘草	补固肠胃	

【运用】

1. **加减变化** 如痛甚，加桂少许。

2. **现代运用** 用于产后痢，胃气不和等。

救苦丸

【方源】　《素问病机气宜保命集》眼目论第二十五："治眼暴赤发嗔痛不可忍者。"

【组成】　黄连30克，当归6克，甘草3克。

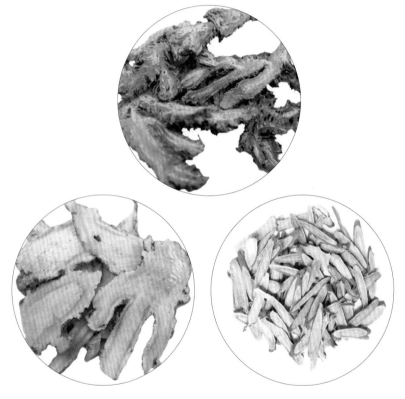

【用法】　上同剉细，新水半碗，浸一宿，以慢火熬约至一半，以绵滤去滓，以净为妙，用火再熬作稠膏子为度，摊在碗上，倒合，以物盖之，用熟艾1大弹子许，底下燃之，用艾熏膏子，艾尽为度。再入下项药：朱砂（飞）3克，脑子1.5克，乳香、没药等份。上为极细末，入黄连膏内，搜和为丸，如米大。每用2丸，点眼大角内，仰面卧，药化则起。

【功用】　清热泻火，活血消肿。

【主治】 眼暴发赤，嗔痛不可忍者。

【方义方解】 本方证是因心肝积热，上攻眼目而致眼病暴发。治宜清热泻火，活血消肿。方中重用苦寒之黄连，清心火，泻肝火，为君药。朱砂清心热以泻肝火，所谓"实则泻其子"；脑子（冰片）清热泻火，消肿止痛，明目退翳，共为臣药。君臣相配，清泻心肝之火以治病本，消肿止痛明目而治病标。当归、乳香、没药活血散瘀，消肿止痛，共为佐药。甘草生用，清热解毒，调和药性，为佐使药。诸药相合，共奏清热泻火，活血消肿止痛之功。本方局部点眼，吸收起效较快，以增强疗效。

君	黄连	清心火，泻肝火	
臣	朱砂	清心热以泻肝火	
	冰片	清热泻火，消肿止痛，明目退翳	
佐	当归		诸药相合，共奏清热泻火、活血消肿止痛之功
	乳香	活血散瘀，消肿止痛	
	没药		
佐使	甘草	清热解毒，调和药性	

【运用】

1. **加减变化** 临床以眼胞睑红肿，白睛红赤，痛不可忍为辨证要点。
2. **现代运用** 常用于角膜炎等。

散热饮子

【方源】 《素问病机气宜保命集》眼目论第二十五："治眼赤暴发肿。"

【组成】 防风、羌活、黄芩、黄连各 30 克。

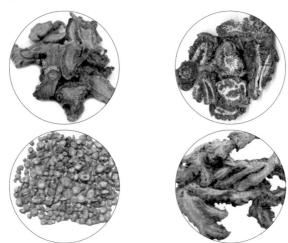

【用法】 上药共剉为末。每次 15 克，用水 300 毫升，煎至 150 毫升。食后温服。

【功用】 清热疏风。

【主治】 眼赤，暴发肿。

【方义方解】 本方用治暴风客热。素体内有积热，复感风寒，入里化热，二热相合，上炎攻于眼目，则发为白睛赤肿。治宜清热疏风。方中黄芩、黄连，清泻中上二焦之火热，热祛则上炎无由。防风疏散，散邪热于外，寓"火郁发之"之意；羌活疏风止痛，二药皆辛温之品，芩、连寒凉冰伏邪热，使本方凉而不遏。四药相合，内清外散，清疏兼顾。

【运用】

1. 加减变化 如大便秘涩，加大黄 30 克；如痛甚者，加当归、地黄；如烦躁不能眠睡，加栀子 30 克；如服寒凉药过多，加升麻、柴胡、苍术。

2. 现代运用 用于眼睑湿疹等。

煨肾丸

【方源】 《素问病机气宜保命集》虚损论第二十二："治肾肝损及脾损，谷不化，宜益精缓中消谷。"

【组成】 牛膝（酒浸）、草薢、杜仲、肉苁蓉、菟丝子、防风、白蒺藜、葫芦巴、补骨脂等份，肉桂减半。

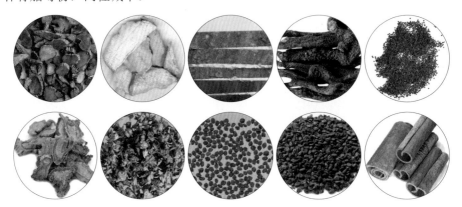

【用法】 上为细末，酒煮猪腰子为丸，如梧桐子大。每服 50 ～ 70 丸空腹酒下。

【功用】 补益肝肾。

【主治】 肾肝损及脾损，纳谷不化，腰痛不起者。

【方义方解】 本方证病机乃肝脾肾三脏亏损。"腰为肾之府"，然肝肾同源，肝肾不足，无以濡养筋脉则腰酸腰痛；肾为先天之本，脾为后天之本，肾不足则脾不健，脾虚不能运化则纳谷不馨。治当补益肝脾肾三脏，然"腰痛肾精气虚而邪客也"（《杂病源流犀烛》），故辅以祛风湿祛邪之品。牛膝补益肝肾，强筋健骨，兼能祛除风湿，两善其功，为君药。杜仲补肝肾，强筋骨；菟丝子、补骨脂温肾暖脾；草薢祛风除湿，通络止痛，共为臣药。佐用肉苁蓉、葫芦巴、肉桂温肾助阳，散寒止痛，且肉桂能通利血脉；蒺藜轻扬疏散，祛风活血，与肉桂相合，即所谓"治风先治血，血行风自灭"；防风祛风散寒，胜湿止痛，且香舒脾气，为脾经引经药。以猪肾为丸，取其血肉有情之质，滋补精髓，为佐使药。诸药相合，肝脾肾三脏并补，重在补肾；邪正兼顾，重在扶正固本。

君	牛膝	补益肝肾，强筋健骨，兼能祛除风湿	
臣	杜仲	补肝肾，强筋骨	诸药相合，共奏补益肝肾之功
	菟丝子	温肾暖脾	
	补骨脂		
	萆薢	祛风除湿，通络止痛	
佐	肉苁蓉	温肾助阳，散寒止痛	
	葫芦巴		
	肉桂		
	蒺藜	轻扬疏散，祛风活血	
	防风	祛风散寒，胜湿止痛	
佐使	猪肾	滋补精髓	

菟丝子

药材档案

别名：巴钱天、豆寄生、萝丝子、豆须子、黄鳝藤、金黄丝子。

药材特征：本品呈类球形，直径 1 ~ 1.5 毫米。表面灰棕色或黄棕色。具细密突起的小点，一端有微凹的线形种脐。质坚实，不易以指甲压碎。气微，味淡。

性味归经：辛、甘，平。归肾、肝、脾经。

功效主治：补益肝肾，固精缩尿，安胎，明目，止泻；外用消风祛斑。用于肝肾不足，腰膝酸软，遗尿尿频，阳痿遗精，肾虚胎漏，胎动不安，目昏耳鸣，脾肾虚泻；外治白癜风。

增损柴胡汤

【方源】 《素问病机气宜保命集》妇人胎产论第二十九："治产后经水适断，感于异证，手足牵搐，切牙昏冒，宜增损柴胡汤。"

【组成】 柴胡24克，黄芩13.5克，人参、半夏各9克，石膏、炙甘草各12克，知母6克，黄芪15克。

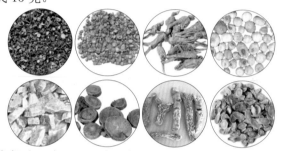

【用法】 上为粗末。每服15克，加生姜5片，大枣4个，以水220毫升，煎至150毫升，温服，不拘时候。

【功用】 两解表里，益气扶正。

【主治】 产后经水适断，感于异症，手足牵搐，咬牙昏冒。

【方义方解】 增损柴胡汤方，即小柴胡加石膏、知母、黄芪。用治产后外感，热入血室证。新产之后，血海空虚，感受外邪，邪热乘虚侵入血室，热与血结，则经水适断，寒热发作有时；血热上扰则昏冒不知人；血室瘀滞，致肝之经脉不利，所以手足牵搐。治宜和解枢机，助正祛邪。方中柴胡，透达少阳之邪从外而散，疏泄气机之瘀滞；黄芩清泄少阳之热，二药相伍，和解少阳半表半里之邪，共为君药。石膏清泄里热；黄芪、人参益气扶正，一者扶正以祛邪，一者益气以御邪内传，共为臣药。知母清热泻火；半夏和胃止呕；生姜解半夏之毒，又助半夏和胃之功，共为佐药。大枣、甘草助参、芪益气扶正之效，且能调和诸药，为使药。本方和解枢机与清泄里热并用，以和解枢机为主，血室之热可随之而散；益气扶正与和解祛邪并举，以和解祛邪为主，较为适宜于产后外感，邪在少阳半表半里而半热偏盛者。

四白丹

【方源】 《素问病机气宜保命集》卷中："四白丹能清肺气养魄，谓中风者，多昏冒，气不清利也。"

【组成】 白术、白茯苓、人参、缩砂仁、甘草、香附子（炒）、防风、川芎各 15 克，白芷、甜竹叶各 30 克，白檀香 45 克，知母 9 克，羌活、独活各 7.5 克，薄荷 10.5 克，细辛 6 克，龙脑（另研）、麝香（另研）各 0.15 克，牛黄 1.5 克，藿香 4.5 克。

【用法】 上二十味，共为细末，炼蜜为丸，每丸重 3 克。临卧服 1 丸，分五七次嚼之。

【功用】 散邪升阳，益气健脾，开窍醒神。

【主治】 中风昏冒。

【方义方解】 风邪入里，阻遏清气，清阳不升，故多昏冒。用白芷、羌活、薄荷、独活、防风、川芎、细辛祛风解表，升阳散邪。白檀、龙脑（冰片）、麝香、牛黄开窍醒神；茯苓、白术、人参、甘草为四君子之意，功能益气健脾，以扶其正。香附、砂仁、藿香芳香醒脾，化浊温中；知母清热润燥。竹叶清轻宣上，甘草调和诸药。诸药合用，共奏散邪升阳，益气健脾，开窍醒神之效。

【运用】

1. **现代运用** 用于治疗脑血管意外，颅脑外伤，风湿性关节炎等。

2. **注意事项** 本方辛温发散之品较多，若阴血亏虚者，慎用。若风邪直中脏腑，或证属内风所致者，不宜应用。

【方论精粹】

喻嘉言《医门法律》："此方颇能清肺养魄。方中牛黄可用，而脑、麝在所不取，以其耗散真气，治虚风大非所宜。然本方以四君子汤作主，用之不为大害。今更定牛黄仍用五分，龙脑、麝香各用二分，取其所长，节其所短，庶几可也。"

加减平胃散

【方源】 《素问病机气宜保命集》卷中："溲而便脓血者，大肠泄也，脉五至之上洪者，宜以七宣丸。如脉平者，立秋至春分，宜香连丸；春分至立秋，宜芍药柏皮丸。四季通用，宜加减平胃散七宣丸之类，后宜服此药，去其余邪，兼平胃气。"

【组成】 白术、厚朴、陈皮各30克，甘草21克，槟榔、木香各9克，桃仁、黄连、人参、阿胶、白茯苓（去皮）各15克。

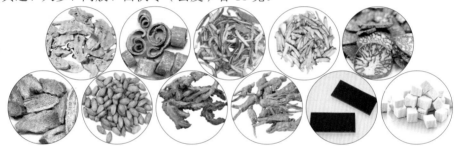

【用法】 上药研为细末。同平胃散煎服。

【功用】 益气补血，燥湿清热。

【主治】 痢疾延久，气血两虚，湿热内蕴，湿胜于热，下痢脓血者。

【方义方解】 方中白术苦甘温，燥湿健脾，重用为君。厚朴苦温芳香，除湿行气散满，助白术除湿运脾；陈皮理气燥湿醒脾，合厚朴以复脾胃之升降，共为臣药。茯苓渗湿健脾；槟榔、木香理气和胃以助运化；桃仁活血润肠；黄连清热燥湿解毒；人参补中益气；阿胶补血止血，俱为佐药。甘草调和诸药，为使。诸药相配，共奏燥湿健脾，行气和胃之功。

【运用】

1. **加减变化** 血多，加桃仁；泄，加黄连；小便涩，加茯苓；气不下，后重，加槟榔、木香；腹痛，加芍药、甘草；脓多，加阿胶；湿重，加白术；脉洪，加大黄。

2. **现代运用** 厌食症。

白圣散

【方源】 《素问病机气宜保命集》妇人胎产论第二十九："治产后腹大坚满。喘不能卧。"

【组成】 樟柳根 90 克，大戟 75 克，甘遂（炒）30 克。

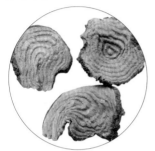 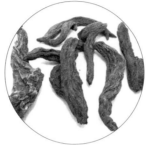 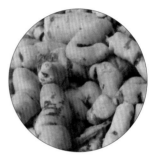

【用法】 上为极细末。每服 6 ～ 9 克，热汤调下。取大便宣利为度。

【功用】 逐水。

【主治】 产后腹大坚满，喘不能卧。

【方义方解】 本方用治产后蓄水之证。水饮内停，气机阻滞，则见腹坚满胀小便不利；水饮迫于肺，肺气不利则喘不能卧。病重邪甚，急则治其标，虽为产后亦当逐水祛邪为主。樟柳根（商陆）通利二便而排水湿，《本草纲目》载其"其性下行，专于行水"，重用为君。大戟，"主十二水，腹满急痛"（《本经》）；甘遂"专于行水，攻决为用"（《本草衍义》），二药泻下逐饮，为臣佐药。三药皆苦寒有毒之品，药性峻猛，通利二便，攻逐水饮，相须而用。

君	樟柳根	通利二便而排水湿	诸药合用，共奏通利二便、攻逐水饮之功
臣佐	大戟	泻下逐饮	
	甘遂		

桂枝石膏汤

【方源】 《素问病机气宜保命集》卷中："治疟无他证，隔日发，先寒后热，寒少热多，宜桂枝石膏汤。"

【组成】 桂枝 15 克，石膏、知母各 45 克，黄芩 30 克。

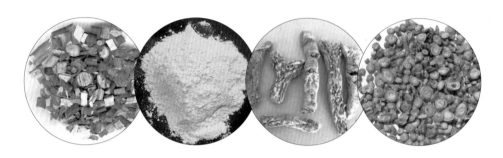

【用法】 上为粗末。分作三服。每服用水 150 毫升煎服。若无汗，加防风；身痛，加羌活、柴胡。

【功用】 清热解表，调和营卫。

【主治】 疟无他证，隔日发，先寒后热，寒少热多者。

【方义方解】 方以桂枝解肌发表，外解表寒，石膏、知母、黄芩清泻肺胃，内彻里热，合为解表清里之剂。

君	桂枝	解肌发表，外解表寒	
臣	石膏	清热泻火，生津止渴	诸药合用，共奏清热解表、调和营卫之功
	知母		
佐	黄芩	清热泻火，内清深舍之邪热	

桂枝黄芩汤

【方源】 《素问病机气宜保命集》卷中："寒热转大者，知太阳阳明少阳三阳合病也，宜用桂枝黄芩汤和之。"

【组成】 柴胡 36 克，黄芩、人参、甘草各 13.5 克，半夏 12 克，石膏、知母各 15 克，桂枝 6 克。

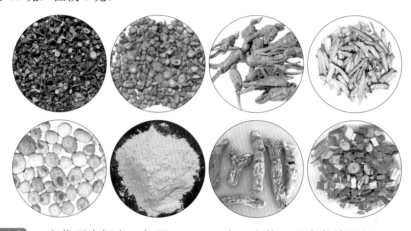

【用法】 上药研为粗末。每服 15 ～ 21 克，水煎，于疟发前服之。

【功用】 和解少阳，清热截疟。

【主治】 疟疾。太阳、阳明、少阳三阳合病，服桂枝芍药汤后，寒热转大者。

【方义方解】 本方由小柴胡汤合白虎加桂枝汤加减而成。方中小柴胡汤为治疟之正方，和解少阳，祛邪截疟；石膏辛甘大寒，清泄气分热邪；知母苦甘而滑，清热滋阴；桂枝辛温，走表透邪；石膏、知母、桂枝三者相合，乃仿白虎加桂枝汤治疗温疟之义。两方合用加减，则具有和解少阳，清热截疟之效。

【方论精粹】

芮经《杏苑生春》："用人参、甘草以补正气为本，石膏、知母、柴胡、黄芩等以清热为标，半夏豁痰，桂和营卫。"

麻黄桂枝汤

【方源】　《素问病机气宜保命集》卷中："疟如前证而夜发者。麻黄桂枝汤主之。"

【组成】　麻黄（去节）30克，炙甘草9克，桃仁30个（去皮、尖），黄芩15克，桂枝9克。

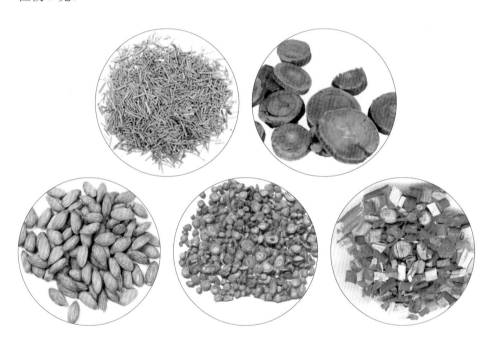

【用法】　上为细末。每服15克，用水230毫升，煎至150毫升，候发前温服。

【功用】　发散血中风寒。

【主治】　疟疾头痛项强，脉浮，恶风无汗，发于夜间者。

【方义方解】　疟发于夜间，此邪气深入阴血。故方中以麻黄、桂枝发散风寒，黄芩清泄伏热，桃仁引药入血，散血缓肝。诸药相伍，共奏发散血中风寒之功。

防风芍药汤

【方源】 《素问病机气宜保命集》卷中："治泻痢飧泄身热脉弦，腹痛而渴，及头痛微汗。"

【组成】 防风、芍药、黄芩各30克。

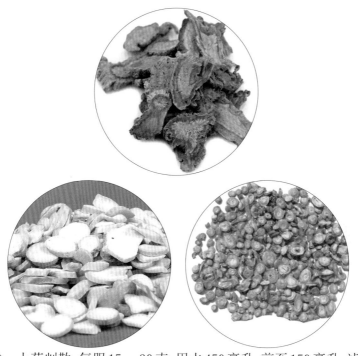

【用法】 上药剉散。每服15～30克，用水450毫升，煎至150毫升，滤清温服。

【功用】 清热燥湿，缓急止痛，兼以解表。

【主治】 泄泻、痢疾初起，身热，头痛微汗，腹痛而渴，脉弦。

【方义方解】 本方用治痢疾兼有表证者。治宜清热燥湿，缓急止痛，兼以解表。芍药"止痢腹痛后重"（《本草纲目》），和营调血，缓急止痛，为君药。黄芩清热燥湿解毒，止泻痢，为臣药。防风气香，为"治风通用之品"，祛表邪，升清阳而止泻，为佐药。三药相伍，以表里同治。

回疮金银花汤

【方源】　《素问病机气宜保命集》疮疡论第二十六："诸疮疡痛色变紫黑者。"

【组成】　金银花（连衣）60克，黄芪120克，甘草30克。

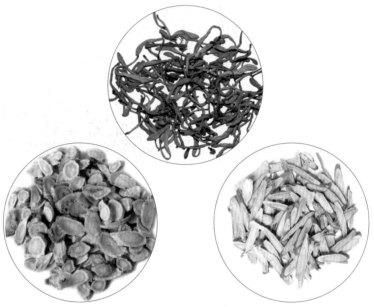

【用法】　上锉细，酒1升，入瓶内，闭口，重汤内煮三二时辰，取出去滓温服。

【功用】　益气托毒。

【主治】　疮疡痛，色变紫黑者。

【方义方解】　本方所治疮疡是由正气不足无力托毒外出，以致疮面晦暗紫黑，酸胀热痛。治疗当益气托毒。方中重用生黄芪益气生血，扶助正气，托毒外出为君药。金银花清热解毒，疏散邪热为臣药。生甘草清热解毒，调和诸药，为佐使药。酒煎，借其活血而行周身，以助药力达于病所。三药相合，共奏益气托毒之效。